청년건강백세 ⑧

뇌졸중

청년 건강백세 ⑧

뇌졸중

배철환 (강남의림한방병원 원장) 지음

좋은 책 좋은 독자를 만드는—
㈜신원문화사

· 머리말 ·

한국인 사망률 1위의 질환, 뇌졸중
올바르게 대비하고, 제대로 알아야

　성인들에게 가장 중요한 관심사가 무엇이냐고 물으면 단연 1위가 건강이라고 대답한다. 더구나 많은 사람들이 매스컴의 발달과 함께 지적 수준이 한층 높아져서 건강에 대한 정보 역시 많이 갖고 있다. 그럼에도 불구하고 "건강을 위해서 지금 무엇을 하고 있느냐?"고 물으면 대부분 대답이 궁색해지는 형편이다.

　흔히 중풍이라고 불리는 뇌졸중은 한국인에게 사망률 1위의 질환이다. 예전에는 암이 가장 무서운 질병으로 여겨졌다. 그러나 현재는 암에 대한 일반인들의 인식이 높아지면서 암 환자 인구가 줄어든 대신 뇌졸중이 중요한 고민거리가 되었다. 필자가 병원장으로 있는 강남의림한방병원의 입원 환자들 중 대부분이 뇌졸중 환자들이기도 하다.

　'갑자기 무엇인가에게 당하다'라는 뇌졸중의 의미에서 알 수 있듯이, 이전까지 아무런 증상도 없던 사람이 갑자기 쓰러지는 무서운 병이다. 현재 뇌졸중은 환자 수가 점점 증가하는 추세이고, 주위에서 뇌졸중 후유증을 안고 사는 사람을 찾아보는 것도 어려운 일이 아니다. 따라서 우리나라가 고령화 사회로 가는 속도가 세계 1위인 지금 뇌졸중 치료는 치매 예방과도 연관되므로 고령화 사회에서의 중요한 과제 중의 하나로 여겨지고 있다.

인간은 죽음을 피할 수는 없지만, 죽음에 이르는 병을 어떻게 다스리느냐에 따라 죽음의 고통에서 최대한 벗어날 수는 있다. 그것이 우리가 각종 질병에 대해 많은 지식을 쌓아야 하는 이유이자, 건강한 삶을 누리기 위한 기본 조건이기도 하다. 따라서 뇌졸중에 대해서 미리 알고 대비한다는 것은 자신과 가족의 건강을 위해 반드시 투자해야 할 부분이라고 생각한다.

이 책이 "건강을 위해 지금 무엇을 하고 있느냐?"는 질문에 올바른 답변을 준비하는 데 도움이 되길 바란다. 나아가 건강한 삶을 영위하기 위해 무엇이 가장 중요한지 깨닫는 계기가 되기를 희망한다.

강남의림한방병원 원장 배 철 환

차례

1장 / 뇌졸중이란 무엇인가?

1. 갈수록 증가하는 뇌 질환 ·················· 15
2. 사망률은 떨어져도 후유증은 증가 ·················· 16
3. 뇌졸중은 치매를 유발한다 ·················· 19
4. 뇌졸중은 혈압 조절로 예방 ·················· 20
5. 뇌 종합 검사로 뇌졸중을 미리 발견 ·················· 21

2장 / 뇌졸중, 원인부터 알자

1. 고혈압이 생명을 위협한다 ·················· 27
2. 심장병을 앓고 있다면 ·················· 28
3. 당뇨병과 뇌졸중의 관계 ·················· 29
4. 고지혈증, 동맥경화가 원인 ·················· 30
5. 혹시 비만이라면 ·················· 31
6. 과음은 건강을 해친다 ·················· 34

7. 혈압을 높이는 흡연 …………………………… 35
  8. 뇌졸중, 식생활부터 바꿔라 ………………………… 36
  9. 늘 조심해야 할 스트레스 ………………………… 37
  10. 가족이 함께 하는 뇌졸중 ……………………… 39

3장 / 증상을 알면 치료가 쉽다
  1. 뇌졸중, 증상으로 확인하자 ……………………… 43
  2. 뇌졸중으로 오해하기 쉬운 질병 ………………… 52
  3. 갈수록 발전하는 뇌졸중 치료 …………………… 56

4장 / 뇌졸중 치료의 포인트
  1. 급성기일수록 더욱 철저해야 …………………… 67
  2. 뇌졸중 수술, 이렇게 한다 ………………………… 70
  3. 급성기 환자를 위한 치료약 ……………………… 76

5장 / 뇌졸중의 회복훈련

1. 회복훈련 전의 유의 사항 ················· 85
2. 급성기의 회복 훈련, 이렇게 하라 ············· 89
3. 만성기 환자를 위한 회복 훈련 ··············· 94
4. 언어를 되찾게 하려면 ··················· 111
5. 의지할 수 있는 대상을 구하라 ··············· 115

6장 / 내 몸은 내가 지킨다

1. 먹는 데에도 방법이 있다 ················· 121
2. 잘못된 생활은 즉시 바꿔라 ················ 131
3. 생활 관리가 최선의 치료 ················· 134

7장 / 장기 입원과 치매를 극복하기 위하여

1. 장기 입원, 이렇게 벗어나자 ················ 141
2. 치매에서 벗어나는 길 ··················· 143

8장 / 뇌졸중 예방을 위한 길

1. 이런 사람은 특히 조심해야 ………………………… 149
2. 가정의 화목이 뇌졸중을 예방한다 ……………… 150
3. 급성 뇌졸중 환자 발생 시의 응급 처치 ………… 152
4. 뇌졸중 예방을 위한 생활 수칙 …………………… 153
5. 뇌졸중 예방을 위한 혈관 다이어트 ……………… 154
6. 뇌졸중에 좋은 민간 한방 요법 …………………… 155

9장 / 알아두면 도움이 되는 뇌졸중 Q&A

1. 뇌졸중은 생활이 문제다 …………………………… 161
2. 잘못된 상식이 뇌졸중을 부른다 ………………… 164
3. 재활 훈련, 제대로 꾸준히 하자 …………………… 166

부록 / 뇌졸중 예방에 좋은 식품들

1

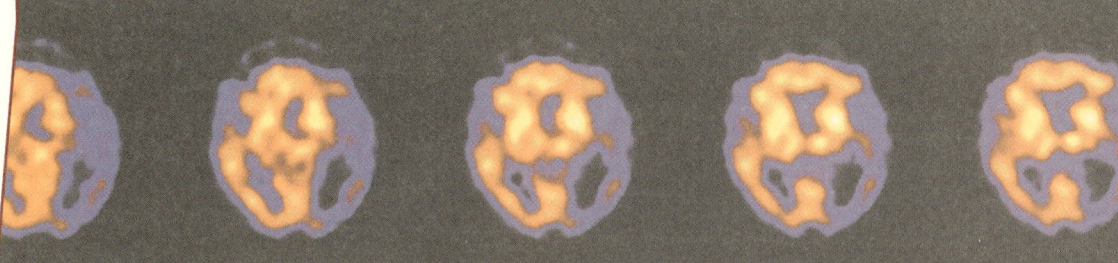

뇌졸중이란 무엇인가?

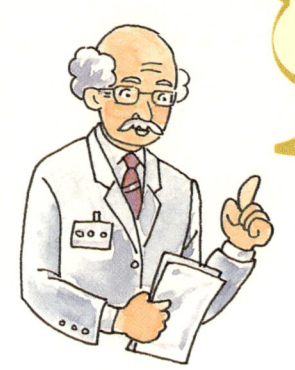

한국인의 사망 원인 중 뇌졸중의 비율이 가장 높으며, 현재 뇌졸중으로 인한 사망자 수는 감소하고 있지만 후유증 인구는 증가하는 추세다.

1. 갈수록 증가하는 뇌 질환

뇌졸중이란 하나의 병을 지칭하는 것은 아니다. 전문 용어로 뇌혈관 장애라고 불리는 뇌졸중은 뇌 속에 두루 뻗어 있는 혈관들 중 한 곳이 문제가 생겨 손상되거나 막힘으로써 뇌 혈류가 정상적으로 이루어지지 못하여 의식 장애·운동 마비·언어 장애 같은 신경 증상을 일으키는 상태를 통틀어 말한다.

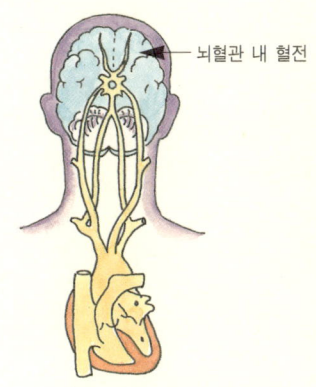

뇌혈관 장애

뇌졸중은 두 가지 원인으로 나타난다. 하나는 뇌혈관이 손상됨으로써 일어나는 뇌출혈, 또 하나는 뇌혈관이 막힘으로써 뇌세포가 허혈 상태에 빠지는 뇌경색이다.

먼저, 뇌출혈은 출혈 부위에 따라 뇌내출혈과 지주막하출혈로 나뉜다. 뇌내출혈이란 고혈압 등에 의해 뇌혈관이 파손되어 뇌 자체에서 출혈하는 것으로, 일반적으로 일컫는 뇌출혈은 대부분이 뇌내출혈을 의미한다.

이에 비해 지주막하출혈은 뇌동맥류가 파열하는 등 뇌와 뇌막 사이에서 출혈하는 것을 말한다.

한편, 뇌경색은 뇌혈관 자체의 동맥경화로 인해 일어나는 뇌혈전 그리고 부정맥 등 심장병이 원인이 되어 일어난 혈전(혈액 덩어리)이 혈류에 실려 뇌혈관을 막는 뇌색전으로 나뉜다.

이전까지 한국인의 뇌졸중 인구 중에서 압도적인 비율을 차지한 것이 뇌출혈이었다. 하지만 현재는 뇌출혈 인구가 줄어든 대신 뇌경색 환자수가 해마다 증가하는 추세로, 한국인의 뇌졸중 대부분은 뇌경색에 의해 발생하고 있다.

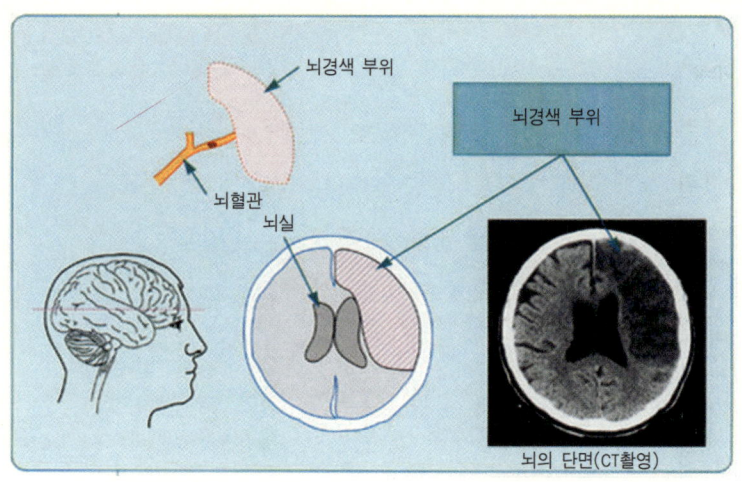
뇌경색이란 혈액이 공급되지 않아 뇌세포가 죽은 부위를 말한다.

2. 사망률은 떨어져도 후유증은 증가

뇌졸중은 '졸중'이라는 말이 '갑자기 무엇인가에 당한다'를 의미하는 것에서도 알 수 있듯이 이전까지 아무 이상이 없던 사람이 갑자기 쓰러지는 병이다.

즉, 아무런 예고 없이 찾아오기 때문에 무서운 것이 뇌졸중이다. 게다가 최근 한국인의 사망 원인을 사안별로 살펴보면 뇌졸중이 암 다음으로 많다.

그러나 암으로 인한 사망 인구는 모든 암을 통틀어 계산한 것으로, 각각의 암별로 세분한다면 뇌졸중에 의한 사망 인구가 가장 높다.

한국인의 질병 사망 인구

(인구 만 명당)

	남	여
1위	뇌졸중 7.1명	뇌졸중 7.8명
2위	교통사고 5.7명	심장질환 3.3명
3위	간 질환 4.4명	교통사고 2.0명
4위	심장병 3.8명	위암 1.9명

이 때문일까? 뇌졸중을 죽음과 직결된 병으로 생각하는 사람들이 매우 많다. 물론 뇌졸중으로 치료받는 인구가 많은 것은 사실이다.

하지만 이에 비해 뇌졸중에 의한 사망자 수는 뚜렷하게 감소하는 추세로, 사망률 또한 낮아지고 있다.

뇌졸중 환자 수가 증가함에도 불구하고 사망률이 떨어지는 것은 무엇 때문일까? 그것은 뇌졸중의 조기 발견과 함께 발병 직후의 치료 기술이 발전함에 따라 이전까지는 회복하기 힘들던 중증 환자까지도 대부분 생명을 구할 수 있게 되었기 때문이다. 따라서 뇌졸중으로 쓰러지더라도 80퍼센트 이상의 뇌졸중 환자들이 생명을 구할 수 있다.

하지만 반대로 생각하면, 뇌졸중의 후유증을 안고 사는 인구가 그만큼 증가하고 있다는 뜻이 된다. 따라서 생명을 구하는 것과 함께 후유증을 최대한 줄이는 것이 뇌졸중 치료의 중요한 대책으로 여겨지고 있다.

뇌졸중의 후유증

반신불수	발병 후 2년이 지나야 마비가 회복되기도 한다. 따라서 꾸준한 재활 치료와 운동을 하고, 마비된 부위를 많이 사용하도록 한다.
강 직	마비된 부위의 관절과 근육은 시간이 지나면서 뻣뻣해질 수 있다. 이 경우 지속적인 관절 운동과 약물 요법, 물리 치료를 병행한다.
언어 장애	가벼운 증상이라면 천천히 큰소리로 책을 읽거나 대화를 나눈다. 긴장하면 발음이 더욱 힘들어지므로 편한 마음을 지니도록 한다.
시야 장애	시야가 좁아지면 모서리 또는 모퉁이에 부딪힐 수 있다. 이때는 시야가 좁아진 쪽으로 고개를 약간 돌리도록 한다.
복 시	안구의 마비로 초점이 맞지 않기 때문에 계단, 복잡한 곳은 조심한다. 평소에 안구 운동을 열심히 하고 복잡한 곳에서는 안대를 한다.
운동 실조	섬세한 손동작을 할 수 없고, 손이 떨리며, 균형을 잃어 넘어지기도 한다. 다치지 않도록 조심하며, 걸을 때는 보조 기구를 사용한다.
감각 장애	온도를 잘 느끼지 못해 화상을 입을 수 있고, 시력이 떨어져 사물이 희미하게 보이며, 청력이 떨어지거나 이명이 발생할 수 있다.
치 매	기억력이 현저히 저하되고, 실어증이 생기며, 좌우 구별 능력과 계산 능력이 떨어진다. 시간이 지나면 증상이 서서히 회복될 수 있다.
빈뇨 및 변비	시간이 지나면서 방광이 민감해지면 소변이 조금만 모여도 요의를 느껴 소변을 조금씩 자주 본다. 이 경우 약물 치료를 해야 한다.

3. 뇌졸중은 치매를 유발한다

인간의 뇌는 팔다리와 몸을 움직이고, 통증을 느끼며, 사물을 생각하는 것은 물론 이야기하는 중추 기관이다. 하지만 뇌가 그 작용을 전적으로 행하는 것은 아니다. 각각의 기능은 뇌의 각 부분이 역할을 분담해서 맡고 있다. 이 부분들은 다시 뇌의 모든 부분과 연결되어 상호 유기적인 관계를 맺고 있다.

이 때문에 팔다리의 운동이나 지각을 받아들이는 영역을 다스리는 혈관인 중대뇌동맥이 손상을 입으면 그 중추 기능에 이상이 생겨 반신불수나 지각 장애를 일으키기 쉽다. 나아가 대동맥에서 뻗어 나가 뇌 표면과 심층을 그물처럼 지나는 가느다란 혈관이 다발성 경색을 일으킨다면 기억이나 인지 능력, 사고 능력 및 감정을 조절하는 기능마저 지장을 받게 된다. 이 결과 여러 가지 뇌 신경 증상이 나타난다. 때로는 뇌혈관성 치매에 이르는 경우도 있다.

뇌졸중에 의한 반신불수는 오랜 병상 생활로 연결된다. 또한 뇌혈관성 치매는 우리나라에서는 퇴행성 뇌 질환인 알츠하이머형 치매 이상으로 발생 빈도가 높은 질병이기도 하다.

총인구는 감소하는 경향을 보이는 데 비해 노령 인구는 계속 증가하는 추세를 보임에 따라 앞으로는 고령화 사회로 탈바꿈할 것이 분명하다. 고령화 사회에서의 가장 중요한 과제는 노인 인구가 증가하는 데 비례해서 거동이 불편한 장기 입원 환자와 치매가 증가한다는 점이다.

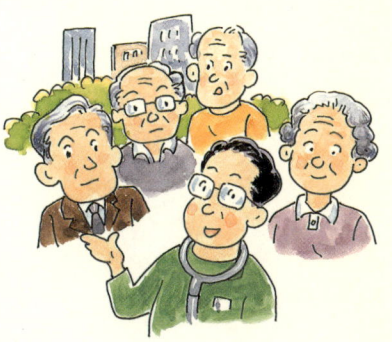

사회가 고령화될수록 그에 대한 적절한 의학 상식도 함께 해야.

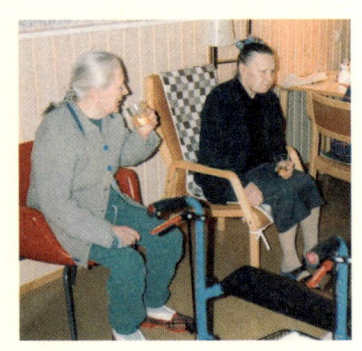

뇌졸중 치료는 치매 방지와도 연관되므로 고령화 사회에서의 중요한 과제 중 하나이다.

따라서 고령화 사회의 선결 조건은 장기 입원 환자의 억제와 치매 방지에 있다고 해도 과언이 아니다.

뇌졸중 치료가 장기 입원 환자의 억제와 치매 방지를 함께 해결할 수 있다는 점에서 의학적으로는 물론 사회적으로도 고령화 사회의 중요한 과제라고 여겨진다.

4. 뇌졸중은 혈압 조절로 예방

뇌졸중은 고령자에게 압도적으로 많은 질병이다. 구체적으로 살펴보면, 50세 이상의 발병률이 전체의 90퍼센트 이상을 차지한다. 특히 70대에 뇌졸중 비율이 가장 높으며, 이어 60대와 50대 순이다. 또한 성별로는, 남성의 경우 뇌경색과 뇌출혈이 가장 많이 나타난다. 이에 비해 여성에게는 지주막하출혈이 가장 많은데, 이것은 폐경 후에 일어나는 것이 특징이다.

아울러 뇌졸중이 일어나는 위험 인자에 대해서도 이미 많은 임상 연구나 역학 조사가 이루어졌다. 이에 따르면 뇌졸중은 고령, 고혈압, 심장병, 당뇨병, 비만, 음주, 흡연 등에 의해서 일어나는 것으로 밝혀졌다.

이 중 최대의 위험 인자는 역시 고혈압이다. 따라서 뇌졸중에 걸리지 않으려면 무엇보다 고혈압에 걸리지 않도록 해야 한다. 이를 위해서는 우선 식생활을 비롯한 잘못된 생활 환경을 개선해야 한다. 아울러 혈압이 높은 사람이라면 담당 의사로부터 처방을 받은 혈압강하제를 제때 꾸준하게 복용하도록 하고, 식사나 운동 등의 지도를 받으면서 목표로 하는 혈압을 유지하도록 노력해야 한다. 이처럼 자기 관리에 힘쓴다면 뇌졸중을 충분히 예방할 수 있다.

그러나 안타깝게도 여성에게 가장 많다는 지주막하출혈의 경우는 예외이다. 지주막하출혈은 여러 가지 원인에 의해 일어나지만, 대부분이 뇌동맥류 혹은 뇌동정맥 기형에 의해 발생한다. 뇌동맥에 혹이 생기고 그것이 커지면서 파열하거나 동맥과 정맥이 직접 달라붙은 기형으로 인해 결합 부분이 파열해 출혈함으로써 생긴다. 따라서 지주막하출혈을 예방하려면 미리 혈관 촬영 등을 통해 동맥류나 기형을 확인해야 한다.

다만, 이 검사는 혈압 측정이나 혈액 검사와 달리 간단하게 할 수 있는 것이 아니며, 어느 정도 위험 부담도 안고 있다. 더구나 일반적인 검진만으로는 쉽게 발견할 수 없기 때문에 예방하는 것도 어려운 실정이다.

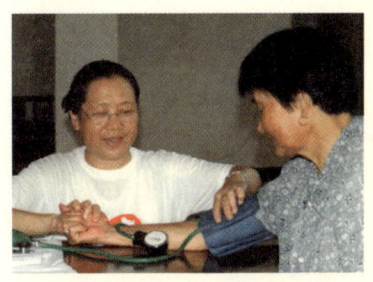

평소에 자신의 혈압을 체크하는 것은 뇌졸중 예방에 큰 도움이 된다.

5. 뇌 종합 검사로 뇌졸중을 미리 발견

기존의 종합 검사에서는 확인할 수 없었던, 뇌 내부를 상당히 정밀하게 조사할 수 있는 뇌 종합 검사가 최근 많은 이들로부터 주목받고 있다. 일반인들은 뇌 검사법을 치매 예방을 위한 것으로 생각하는 경향이 있다. 하지만 뇌 종합 검사는 원래 뇌졸중이나 뇌종양 등 뇌 내부의 이상을 조기에 발견해서 치료하는 것을 목적으로 한다.

뇌 종합 검사가 가능해진 것은 자기공명영상(MRI)이라고 부르는 화상진단이 등장하면서부터이다. 지금까지 뇌 내부, 특히 혈관까지 조사하려면 혈관에 전용관을 삽입, 조영제를 사용해서 X선으로 찍어야 했다. 이 때문에 환자에게는 상당한 고통이 따랐다. 그러나 MRI가 등장하면서 환자에게 고통을 주지 않으면서도 미세한 뇌경색이나 뇌출혈을 쉽게 발견할 수 있게 되었다. 특히, 사전에 발견하기 어려웠던 지주막하출혈도 MRI로 뇌동맥류를 발견하고, 이를 통해 곧바로 외과 수술을 실시해서 파열을 막을 수 있게 되었다.

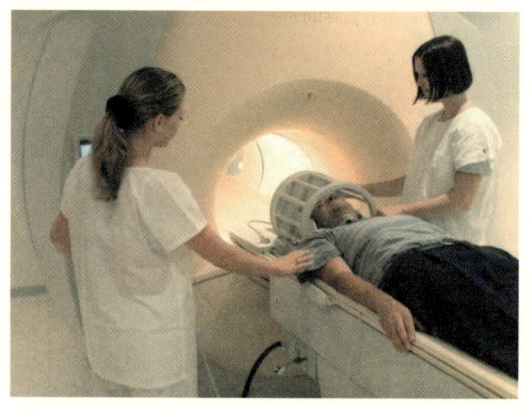

자기공명영상(MRI)의 개발로 뇌 질환 치료가 수월해졌다.

한편, 뇌 종합 검사에 의해 새롭게 주목받는 것이, 60세 이상에서 평균 5명에 1명 꼴로 갖고 있다는 무징후성 뇌경색이다. 무징후성 뇌경색이란 팔과 다리에 마비나 저림·언어 장애 등 뇌신경 증상이 전혀 없는데도 MRI 등 화상진단에서 뇌경색이 확실히 인정된 경우를 말한다.

무징후성 뇌경색을 그대로 두면 다발성 뇌경색을 일으킬 가능

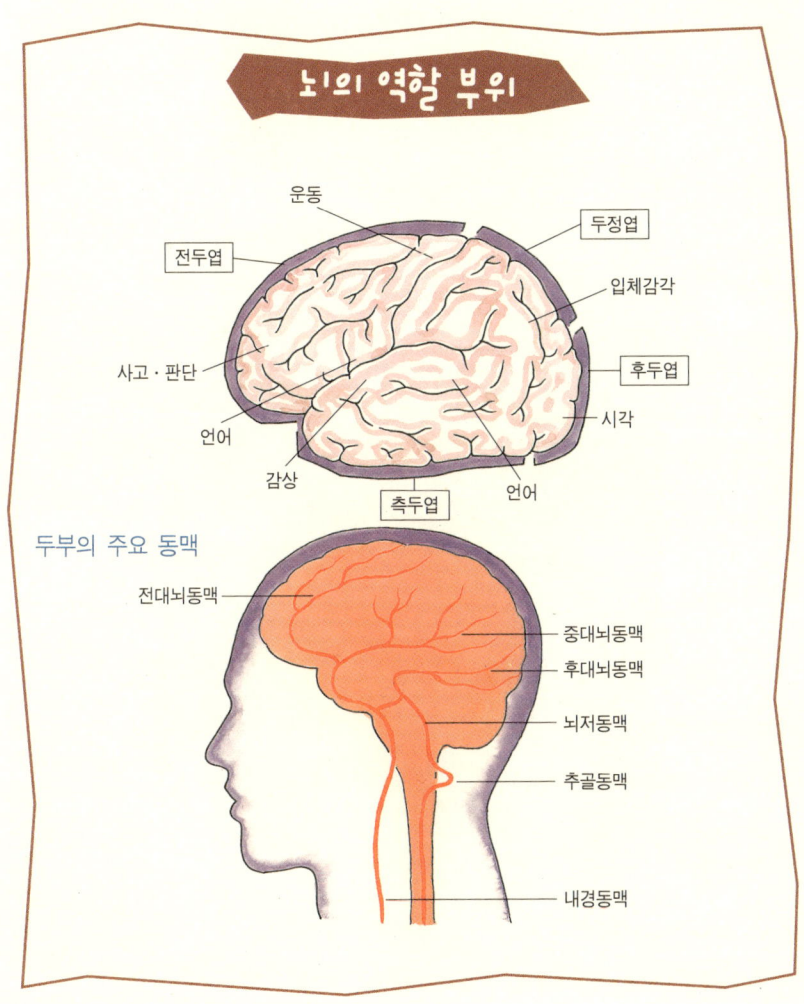

성이 높을 뿐 아니라 뇌혈관성 치매로 연결될 확률도 높다. 그러나 조기에 발견해서 적절한 약을 복용하는 등 그에 맞는 치료를 한다면 뇌졸중의 진행을 방지하는 것도 충분히 가능하다.

2

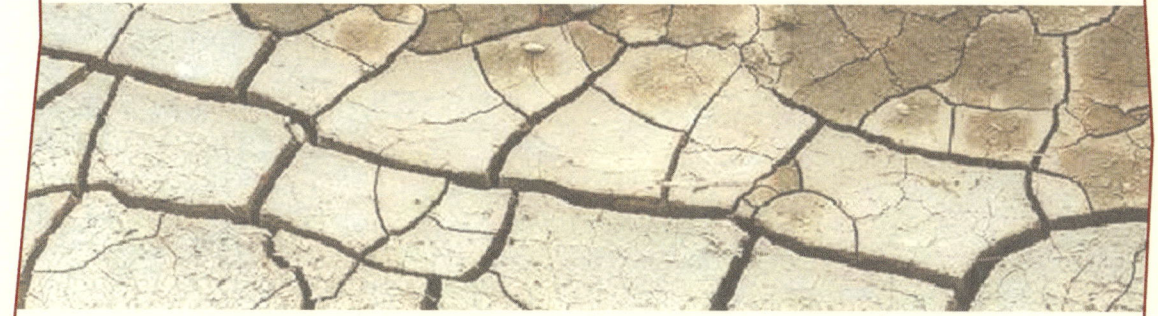

뇌졸중, 원인부터 알자

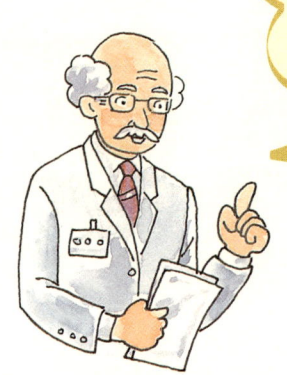

고혈압·당뇨병·심장 질환·고지혈증·비만증·흡연 등을 미리 발견해 평소에 이를 잘 치료함으로써 뇌졸중에서 벗어나도록 하자.

1. 고혈압이 생명을 위협한다

고혈압으로 혈압을 제대로 조절할 수 없는 상태가 오랫동안 계속되면 뇌 속을 그물망처럼 지나고 있는 가느다란 동맥, 특히 만곡부 등 혈관 벽이 고혈압의 영향을 받아 약해진다. 이렇게 약해진 혈관 벽은 부분적으로 부풀어 혹 같은 것을 만들기 쉬운데, 그 혹은 계속되는 고혈압의 부담을 감당하지 못해 결국 파열되고 뇌 실질 속으로 혈액이 흘러나와 뇌출혈을 일으키게 된다.

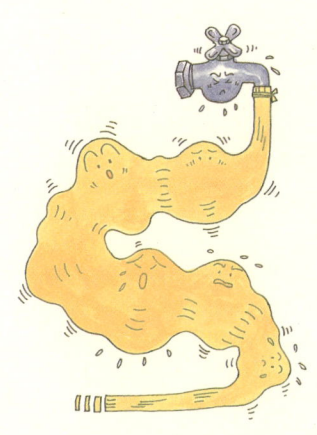

또한 고혈압이 계속될 때 동맥은 고무호스를 수도꼭지에 연결한 뒤 물을 최대한 틀어놓은 것처럼 터질 듯 팽팽하게 당겨진 상태가 된다. 이 때문에 고혈압이 오래 이어질수록 긴장한 혈관 벽은 손상되고, 변성을 일으키기 쉽다.

이 손상된 혈관 벽 안쪽에 혈액 중의 지방이나 콜레스테롤이 부착해서 동맥경화가 촉진된다. 그 결과 굳어지고 좁아진 혈관은 색전을 만들거나 내강을 좁혀 혈액의 흐름을 방해하고, 그 동맥에 의존하는 영역을 산소 부족과 영양 부족 상태에 빠지게 한다. 이것이 뇌혈전의 시작이다. 이처럼 고혈압을 조절할 수 없는 상태가 오랫동안 계속되면 뇌졸중이 일어나기 쉬워진다.

물론 고혈압은 획일적으로 단정할 수 없으며 개인차도 있을 수 있다. 하지만 일반적으로 수축기 혈압(최대혈압)이 180㎜ 이상, 확장기 혈압(최소혈압)이 110㎜ 이상이라면 위험하다고 보아야 한다.

2. 심장병을 앓고 있다면

뇌혈전은 뇌동맥의 동맥경화로 혈액이 지나는 길이 좁아져서 혈액이 정체되고, 거기에서 생긴 혈액 덩어리가 통로를 막기 때문에 거기에서부터 앞쪽에 있는 뇌 조직이 허혈 상태에 빠지는 것이다. 이와 같은 상태는 뇌와는 관계없는 것처럼 보이지만, 심장에서 생긴 혈액 덩어리가 원인이 되어 일어날 수도 있다. 이것이 뇌색전으로, 정확한 용어로는 심원성 뇌색전증이라고 부른다.

심장은 펌프 작용에 의해 한 번의 수축으로 평균 약 80ml, 1분간의 맥박수를 70이라고 계산하면 매분 약 5.6l의 혈액을 온몸으로 내보내고 있다. 심장이 정상으로 기능하는 한 이 혈액은 일정한 속도를 유지하면서 흐른다. 이 때문에 혈액이 응고해서 혈액 속의 덩어리, 즉 혈전을 함유하는 경우는 없다.

그런데 심장에 장애가 생겨 혈류가 정상적으로 작용하지 못할 때는 심장 안에서 혈액이 응고되기 쉬워 혈전이 만들어진다. 이 혈전이 혈류에 휩쓸려 뇌에 이르고, 거기에서 뇌의 세동맥을 막으면 뇌색전이 일어난다.

혈전을 만들기 쉬운 심장 질환으로는 부정맥과 심장판막증이 대표적이다. 더불어 심근경색이나 심근증, 심내막증 등도 뇌색전을 일으킬 수 있다.

이와 같은 병으로 심장의 기능이 약해지면 심장 내의 혈액이 자연스럽게 흐르지 못해 혈액의 응고가 촉진되고, 이에 따라 혈전이 만들어지기 쉬워진다. 따라서 심장에 이상이 있다고 진단받은 사람이라면 평소에 꾸준하게 치료를 받아야 하며, 일상생활 속에서의 주의, 특히 탈수 현상을 일으키지 않도록 조심해야 한다.

3. 당뇨병과 뇌졸중의 관계

당뇨병도 뇌졸중, 특히 동맥경화에 의해 일어나는 뇌경색의 중요한 위험 인자이다.

당뇨병이란 췌장에서 분비되는 인슐린이라는 호르몬의 부족에 의해 혈액 속에 포도당(혈당)이 기준을 초과해서 증가한 상태를 말한다. 건강하다면 인간의 혈액 속에 있는 혈당은 이른 아침의 공복 시에 일반적으로 100$m\ell$ 중에 70~100mg, 식후 2시간이 지나면 120mg 이하다. 하지만 당뇨병으로 인해 혈당 조절이 원활하지 못한 사람은 같은 공복 시에 140mg 이상, 식후 2시간에서는 200mg을 넘어선다.

보통 당뇨병이 혈액 속의 포도당이 과잉 증가한 상태라는 것은 누구나 알고 있는데, 이때 포도당만 증가하는 것은 아니다. 포도당과 동시에 동맥경화의 위험 인자로 주목받는 콜레스테롤이나 중성지방도 뚜렷하게 증가한다.

당뇨병을 조절하기 어려운 상태가 되면 눈의 망막이나 신장, 신경에 장애가 일어나는데, 이와 같은 것은 당뇨병 특유의 세동맥경화나 대동맥경화성 병변에 의한 것이다. 뇌동맥도 예외는 아니며, 동맥경화가 촉진되어 뇌경색을 합병하는 것도 이 때문이다.

나이를 먹으면 누구나 얼마간의 동맥경화는 피할 수 없다. 그러나 당뇨병이 있다면 동맥경화는 10년 이상 빨라진다는 말이 있을 정도로 뇌경색 또한 일어나기 쉽다. 따라서 당뇨병 예방에 각별한 주의가 요구된다.

4. 고지혈증, 동맥경화가 원인

한국인의 지방 섭취량은 생활양식이 서구화됨에 따라 해마다 증가하는 추세에 있다. 이에 따라 식이 포화지방산과 콜레스테롤 함량이 높은 동물성 지방의 섭취가 증가하고, 이것은 결국 혈중 콜레스테롤 수치를 높이는 중요한 요인 중 하나가 되었다.

이와 더불어 현재 고혈압, 비만과 함께 동맥경화의 중요한 위험 인자로 알려진 고지혈증이 중년은 물론 30대나 20대, 10대에 이르기까지 눈에 띄게 증가하고 있다.

역학 조사에 의하면 혈중 콜레스테롤 수치가 250mg/dl 이상이면 관상동맥 질환으로 사망할 위험이 급격하게 증가한다고 한다. 혈중 콜레스테롤 수치가 220mg/dl 미만인 사람과 비교할 때, 260mg/dl 이상이면 동맥경화성 질환에 걸릴 확률이 다섯 배 정도 증가하는 것으로 알려져 있다.

물론 총콜레스테롤의 수치는 성별, 연령, 식이(총칼로리량), 지방 섭취량, 운동, 체중, 각종 질환(당뇨병·갑상선·신장 질환 등), 약물(이뇨제·베타차단제·호르몬제 등)에 의해 바뀔 수 있다. 하지만 일반적으로 정상치는 총콜레스테롤이 130~220, 중성지방이 50~150(단위는 mg/dl)으로서, 각각 상한선을 넘지 않는 범위 내에서 조절하도록 한다.

물론 고지혈증은 그 자체로는 아무런 증상을 나타내지 않는다. 하지만 고콜레스테롤은 비교적 굵은 동맥과 심장의 관동맥경화는 물론 협심증, 심근경색의 중요한 위험 인자로 여겨지고 있다.

한편, 세동맥경화는 고혈압이 최대 위험 인자로서, 고콜레스테롤의 영향은 그다지 크지 않다. 따라서 고혈압과 뇌의 세동맥경화가 최대 원인인 뇌출혈과 작은 뇌경색에서는 고콜레스테롤의 영향이 적은 편이다. 그러나 뇌경색 중에서도 비교적 굵은 동맥의 폐색으로 일어나는 대경색에서는 고콜레스테롤이 위험 인자 중 하나로 알려져 있다.

고지혈증을 치료하기 위해서는 식이 요법, 운동, 체중 조절 또는 혈중 지질을 올릴 수 있는 요인을 개선해야 한다. 이것이 충분하지 못한 경우에는 전문의와 의논하여 약물 요법을 병행하도록 한다. 다만, 약물 치료보다 식이·운동 요법 등 근본적으로 생활 방식을 개선하는 것이 우선이라는 점을 명심해야 한다.

5. 혹시 비만이라면

과식, 과음, 운동 부족으로 인해 일어나는 비만도 간접적이기는 하지만 뇌졸중의 위험 인자 중 하나이다. 비만은 고혈압, 당뇨병,

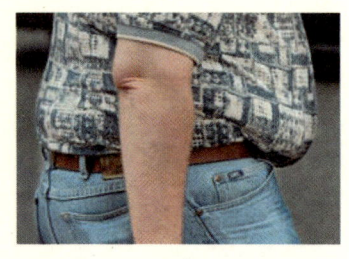
비만이란 지방 조직량이 몸에 과잉 축적된 상태로, 동맥경화를 촉진시킨다.

고지혈증이 생기는 원인 중 하나이자, 동맥경화의 진행을 촉진하고 뇌졸중을 일으킬 여지가 있다.

비만이란 과다한 체지방을 지닌 상태로, 식사나 음주·간식 등으로 섭취하는 열량이 몸을 움직임으로써 사용하는 열량보다 많으면 그만큼 칼로리가 남고, 이것이 지방으로 쌓이는 것을 말한다.

비만이란 과체중이라기보다, 몸의 구성에서 차지하는 지방 조직량이 과잉 축적된 상태를 의미한다. 그러나 아쉽게도 지방 조직량을 정확하게 측정하는 방법이 아직은 없는 실정이다. 이를 대신하여, 신장에 기초해서 정한 표준 체중에 대한 과잉 체중의 비율을 비만도로서 측정하고 있다.

비만에서는 〔신장(cm)-100〕×0.9를 표준 체중으로 구하는 것이 일반적이다. 그러나 이 방법은 신장이 클 경우에는 너무 무거워지는 문제가 생긴다. 이 때문에 대한 비만 학회에서는 통일된 기준으로, 몸무게(kg)를 키(m)의 제곱으로 나눈 보디매스지수(body mass index)가 22~23퍼센트 나올 경우를 표준 체중으로 보고 있다. 이를 통해 보디매스지수가 몇 퍼센트인지를 계산해서, 30퍼센트 이상의 비만도를 나타내는 것을 비만증이라고 말한다.

일반적인 표준 체중 산출 방법으로 볼 때 뇌졸중 환자의 거의 20퍼센트, 여성의 25퍼센트 이상이 비만이라는 결과가 나와 있다. 만약 여러분이 이 산출 방법에 의해 비만으로 인정된다면, 무엇보다 먼저 섭취 열량을 줄이는 식사 요법과 열량의 소비를 늘리는 운동 요법에 힘써야 한다.

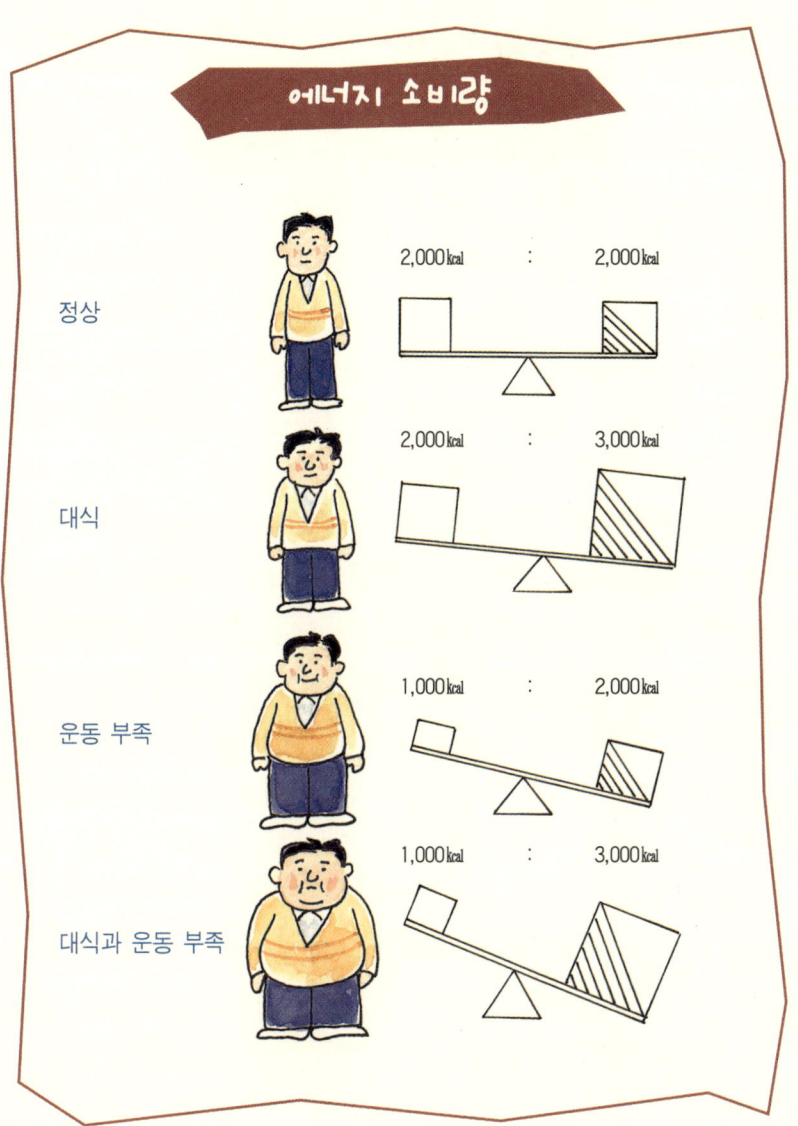

6. 과음은 건강을 해친다

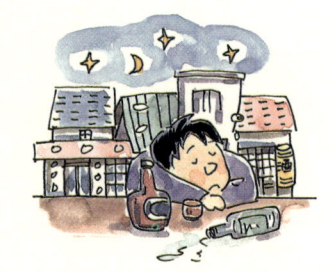

지나친 음주는 뇌졸중 발작의 원인 중 하나

술에 의한 건강 장애의 경우 간장병이나 식도암 등과의 관련성이 잘 알려지고 있으며, 뇌졸중도 예외가 아니다. 우선, 과도한 음주에 의한 고혈압 때문에 뇌졸중, 특히 뇌출혈이나 지주막하출혈을 일으킨다. 특히, 이미 고혈압이 지적되어 혈압강하제나 식사 요법 등으로 치료 중인 사람 혹은 당뇨병·비만 등 뇌졸중 위험 인자를 갖고 있는 사람이 지나친 음주를 할 경우 뇌졸중 발작으로 이어질 위험성이 그만큼 높다.

또한 고혈압이나 당뇨병 같은 위험 인자를 갖고 있지 않은 사람의 경우라도 대량의 음주는 그 자체로 탈수 증상에 빠질 위험도 있어 뇌졸중의 위험 인자가 된다. 따라서 2, 3차로 이어지는 음주 문화는 삼가야 하며, 특히 추운 겨울에는 더욱 조심해야 한다.

술에는 동맥경화를 예방하는 유익한 HDL 콜레스테롤을 어느 정도 증가시키는 작용이 있다. 이 때문에 술을 마시지 않는 날을 사이사이에 두면서 기분 좋게 마실 때는 동맥경화의 예방에 도움이 될 수 있다.

적당량에는 개인차가 있을 수 있다. 고혈압이나 당뇨병 등 확실한 위험 인자를 갖고 있지 않은 건강한 사람일 경우 적당량이란 하루에 소주 3잔 정도이다.

따라서 하루 3잔을 초과하는 양의 술을 늘 마시는 사람이라면 비록 고혈압을 비롯한 위험 인자가 없더라도 음주 습관을 되돌아 봐야 한다. 또한 이미 고혈압이나 당뇨병·비만 등 뇌졸중 위험 인자를 갖고 있는 사람이 의사의 지시를 넘어선 과도한 음주를 할 경우 자살 행위나 다름없다는 사실을 꼭 염두에 두기 바란다.

7. 혈압을 높이는 흡연

　술과 함께 건강에 해를 끼치는 기호품 중 하나가 담배이다. 흡연의 악영향은 폐암이나 심장병에서는 확실한 반면, 뇌출혈이나 뇌경색의 위험 인자인가 아닌가에 대해서는 분명하게 검증된 것은 없다. 그러나 흡연이 건강에 아무런 도움도 주지 못하며, 오히려 악영향만 끼친다는 것은 이미 잘 알려진 사실이다.
　담배와 혈압의 관계에 대해 생각해 보자. 담배를 피우면 빨아들인 뒤 약 30초 후에는 혈액 속에 담배의 주성분인 니코틴의 양이 증가하기 시작한다. 이 니코틴은 교감신경을 자극해서 심박수를 늘리며, 동시에 말초혈관을 강하게 수축시킨다. 이 혈관의 수축이 일시적으로 뇌의 혈액 순환량을 감소시켜 혈압을 상승하게 한다.
　아울러 담배가 탈 때 나오는 일산화탄소에도 니코틴과 마찬가지로 혈관을 수축시켜 혈압을 일시적으로 상승시키는 작용이 있다. 게다가 일산화탄소는 산소를 조직으로 운반하는 데 중요한 역할을 맡고 있는 혈액 속의 헤모글로빈과 결합하기 쉽다. 그렇게 되면 산소와 헤모글로빈의 결합이 방해를 받아 산소의 운반이 약해짐으로써 결국 조직은 산소 결핍 상태에 빠진다.

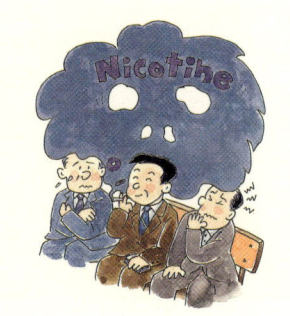

담배는 자신은 물론 주위 사람들에게까지 악영향을 끼친다.

물론 니코틴이나 일산화탄소의 작용은 담배를 피울 때만 나타나는 것으로, 혈압의 상승 역시 일과성이기 때문에 뇌졸중으로 직결하는 위험 인자라고 말할 수는 없다. 그러나 하루에 한 갑 이상의 담배를 피우는 사람의 경우 혈관의 수축이 반복적으로 일어나므로, 언젠가는 뇌혈관이 약해져 피로를 감당하지 못해 뇌졸중이라는 크나큰 위험으로 이끌 것은 분명하다.

한편, 담배는 흡연자뿐 아니라 주위에 있는 비흡연자에게도 나쁜 영향을 미치므로 하루 빨리 금연에 힘쓰기를 바란다.

8. 뇌졸중, 식생활부터 바꿔라

가공 식품과 동물성 지방의 섭취에 익숙해진 현대인의 식생활은 뇌졸중뿐 아니라 모든 성인병에 포함되는 요인이라고 해도 과언이 아니다.

누구나 알다시피 식생활의 근본 원칙은 단백질, 지방, 당질의 3대 영양소에 비타민과 미네랄이 균형적으로 배합된 식사를 밥공기 80퍼센트 정도로 먹는 것이다. 이 원칙에서 벗어나, 육류나 버터 등 지방이 많이 함유된 동물성 식품에 치우친 식생활을 계속하면 동물성 지방의 섭취가 증가하고, 이것은 결국 혈액 속의 콜레스테롤 수치를 증가시켜 고지혈증, 당뇨병을 악화시킨다.

인스턴트 식품을 비롯한 가공 식품도 무시할 수 없다. 우리의 주변에는 손쉽게 사 먹을 수 있는 인스턴트 식품이나 냉동 식품

등이 많이 나와 있다. 그런데 이 가공 식품에는 장 속에서 여분의 콜레스테롤을 처리하는 중요한 역할을 맡고 있는 식물성 섬유가 거의 함유되어 있지 않다. 또한 기름에 튀긴 과자나 인스턴트 식품 또는 말린 생선 등은 오래 묵을 경우 과산화지질을 많이 함유하게 된다. 식물성 지방 속의 불포화지방산이 공기 중의 산소에 의해 산화되어 생긴 과산화지질은 혈액 속에서 세포막을 손상시켜 동맥경화를 유발한다. 더욱이 이와 같은 식품은 노화를 촉진하는 인자로 알려져 있다. 과산화지질과 함께 가공 식품에 많이 함유되어 있는 염분은 고혈압의 최대 적이기도 하다.

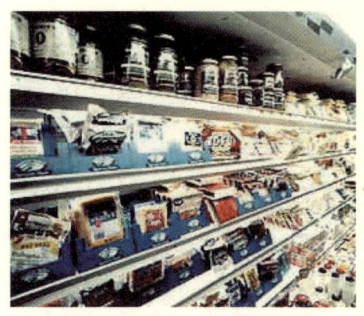

가공 식품은 먹기에는 편리하지만 동맥경화를 유발하거나 노화를 촉진하는 부작용이 있다.

여러분이 고혈압이나 고지혈증과는 무관하더라도, 이와 같은 식사에 길들여져 있다면 그 자체만으로도 뇌졸중의 위험 인자가 될 수 있다고 생각해야 할 것이다.

9. 늘 조심해야 할 스트레스

화를 내거나 정신적으로 긴장하는 등의 정신적 스트레스는 혈압을 높이는 중대한 위험 인자이다.

정신적 스트레스는 자율신경을 거쳐 교감신경을 흥분시킴으로써 혈압을 올리며, 동시에 부신(신장 상부에 있는 콩알만한 장기)을 자극해서 혈압을 올리는 물질인 카테콜아민의 합성, 분비를 활성화한다. 이 결과 혈압의 상승뿐 아니라 심장의 박동도 한층 빨라지면서 심장에서 내보내는 혈액량과 말초혈관을 흐르는 혈액량이

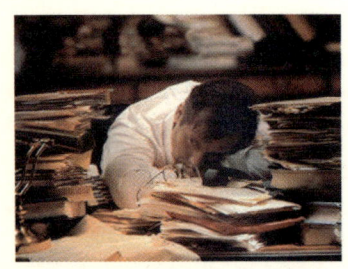

과중한 업무나 정신적 긴장으로 인한 스트레스는 혈압을 높인다.

증가함으로써 결국 심장이나 혈관에 심각한 부담을 주게 된다.

스트레스가 가져오는 이와 같은 순환기계의 변화는 어디까지나 일과성이다. 스트레스가 제거되면 혈압과 심박수가 정상적으로 돌아오게 되므로, 뇌나 심장의 혈관이 건강하다면 약간의 스트레스에는 충분히 견딜 수 있다.

그러나 이미 동맥경화가 진행되어 혈관의 유연성이 떨어져 있다면 혈관이 스트레스에 의해 일어나는 혈관의 수축이나 혈류량의 증가에 충분히 대응하지 못하고, 그 결과 심근경색이나 뇌졸중 등의 도화선이 될 위험성이 그만큼 높아진다. 아울러 스트레스에 대한 대응을 제대로 하지 못해 스트레스가 더 쌓이거나 정신적으로 긴장한 상태가 장기적으로 계속될 경우 혈관에 미치는 영향을 피하지 못해 뇌졸중 발작으로 연결될 수 있다.

일부 사람들 중에는 스트레스에서 벗어나기 위한 방법 중 하나로 지나친 음주와 폭식을 선택하기도 한다. 그런데 지나친 음주와 폭식은 결국 스트레스 해소는커녕 뇌졸중의 위험 인자인 비만, 고혈압, 당뇨병을 야기하는 요인으로 발전한다.

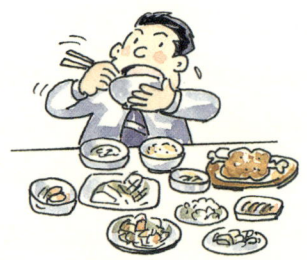

계속해서 포식하는 사람은 뇌졸중 예비군

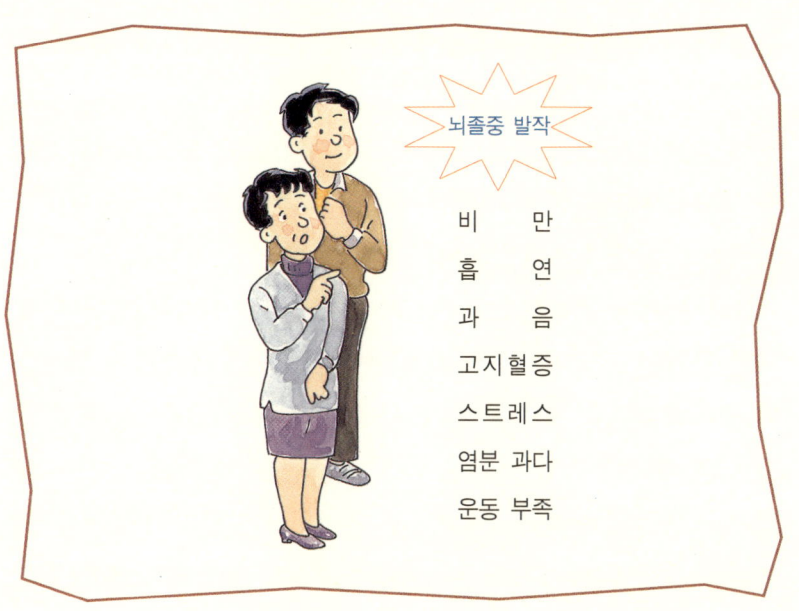

10. 가족이 함께 하는 뇌졸중

자신이 뇌졸중에 걸리기 쉬운지 아닌지를 판단할 때 빠트려서는 안 될 것이 유전이다. 물론 뇌졸중의 유전적 소질이 얼마나 다음 세대에 영향을 미치는지는 아직까지 확실하게 밝혀지지 않았다. 그러나 적어도 뇌졸중의 최대 위험 인자인 고혈압과 당뇨병에도 유전적 소질이 있다는 것은 널리 알려져 있는 사실이다.

고혈압의 경우를 살펴보자. 고혈압 환자의 90퍼센트 정도는 원인이 분명하지 않은 본태성 고혈압으로, 그 발병 원인에는 고혈압에 걸리기 쉬운 유전적 소질이 깊이 연관되어 있다. 아울러 여

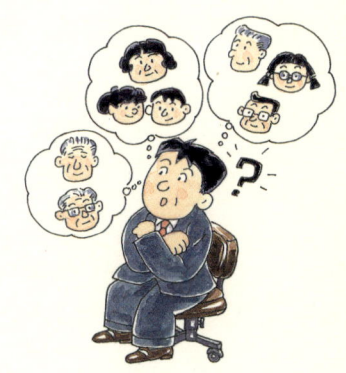

부모나 조부모가 뇌졸중이라면 요주의

러 연구 결과에 의해 고혈압에 걸리기 쉬운 소질은 다음 세대로 유전하는 것으로 밝혀졌다. 당뇨병의 경우도 마찬가지이다. 당뇨병 환자의 약 85퍼센트가 인슐린에 의한 치료를 필요로 하지 않는 인슐린 비의존형이다. 이 인슐린 비의존형 당뇨병의 발병에도 유전이 깊이 관여하고 있는 것으로 알려져 있다.

물론 고혈압이나 당뇨병의 유전적 소질을 지녔더라도 태어날 때부터 혈압이 높거나 혈당치가 높은 것은 아니다. 발병에는 그 사람이 태어나 자란 생활 환경, 특히 식사 습관과 깊은 관계를 맺고 있다. 가족은 같은 식탁을 함께 사용하고 같은 환경 속에서 생활한다. 그 때문에 짜고 매운 것을 좋아하는 부모 밑에서 자란 자녀라면 고혈압이나 당뇨병에 걸리기 쉬운 소질을 부모로부터 물려받기 쉽다.

이처럼 본래 유전적 소질을 타고난 사람에게 발병을 촉진하는 상황이 이어진다면 고혈압이나 당뇨병이 발생할 수 있고, 나아가 뇌졸중을 일으킬 수 있다. 따라서 부모 혹은 형제 중에 뇌졸중인 사람이 있다면 자신도 뇌졸중에 걸릴 가능성이 높다고 생각하고 남들보다 더욱 철저한 자기 관리와 예방에 힘써야 한다.

3

증상을 알면 치료가 쉽다

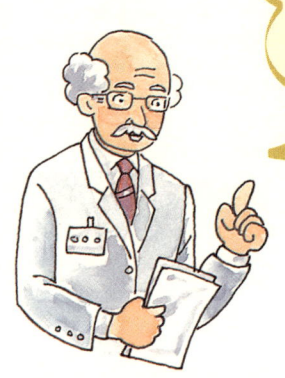

동맥경화, 고혈압, 고지혈증 등이 있다면 뇌졸중이 생길 수 있으며, 생명까지도 위협당할 수 있다. 따라서 전문의로부터 우선 검진을 받아야 한다.

1. 뇌졸중, 증상으로 확인하자

>>> 평소에 조심해야 할 뇌출혈

어떤 병이든 사전에 징후가 나타나기 마련이다. 예를 들어, 감기인가 싶을 때는 열이 있거나 목구멍이 따끔거리는 등의 현상이 있으므로 우리는 곧 수면을 충분히 취하거나 약을 먹음으로써 감기에 대처할 수 있다.

그러나 뇌졸중에서는 그와 같은 분명한 징후가 없다. 특히, 뇌출혈인 경우 뇌 속에 있는 가느다란 혈관에 생긴 소동맥류가 갑자기 파열되어 일어난다. 오래된 고혈압으로 약해진 혈관 벽에 급속한 혈압 상승이 가해져 갑자기 파열하는 것이다. 따라서 뇌출혈은 대부분 작업 중이나 외출 중 혹은 목욕 중 등 갑자기 혈압이 상승했을 때 일어나기 쉬운 것이 특징이며, 수면 중이나 기상 직후에 발작을 일으키는 경우도 적지 않다.

뇌출혈은 혈관의 파열된 장소와 출혈량에 의해 증상은 다르지만, 일반적으로 두통, 구토증, 다음에 반신불수, 때로는 의식을 잃고 혼수상태에 빠지는 예도 드물지 않다.

출혈이 일어나기 가장 쉬운 곳은 뇌 안쪽의 피각 혹은 시상이라고 불리는 부위이다. 이곳에서 출혈하면 대개의 경우 반신불수가 된다. 마비가 없더라도 저리는 등 지각 장애 때문에 손을 마음대로 움직이지 못하거나 언어 장애 등이 나타난다. 또한 호흡과 체온을 조절하는 뇌간부 안에서 출혈이 발생하면 고열이나 발한·호흡 이상·팔다리의 마비 등과 함께 발작 후 몇 분만에 혼수상태에 빠져 그 뒤 몇 시간 후에 사망하는 경우도 있다. 출혈 부위가 운동이나 평형감각을 조절하는 소뇌일 때는 구토나 현기증이 나서 걸을 수 없는 경우도 있다.

더욱이 오른손잡이인 사람이 언어 중추가 있는 왼쪽 뇌에 손상을 입을 경우 말을 알아듣지 못하거나 말을 하지 못하는 실어증이 나타난다.

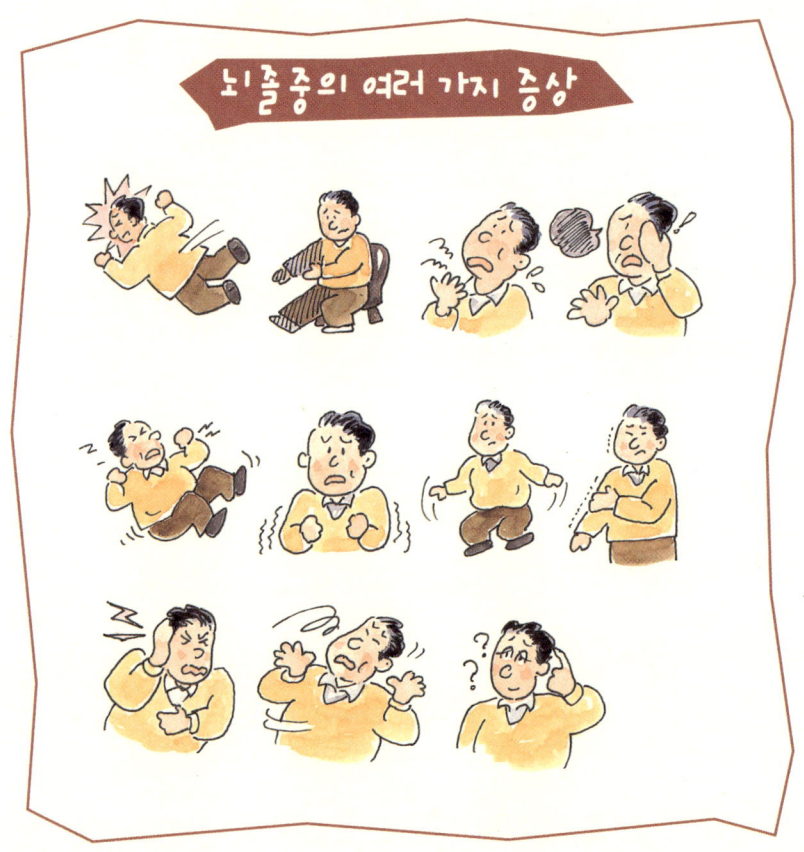

뇌졸중의 여러 가지 증상

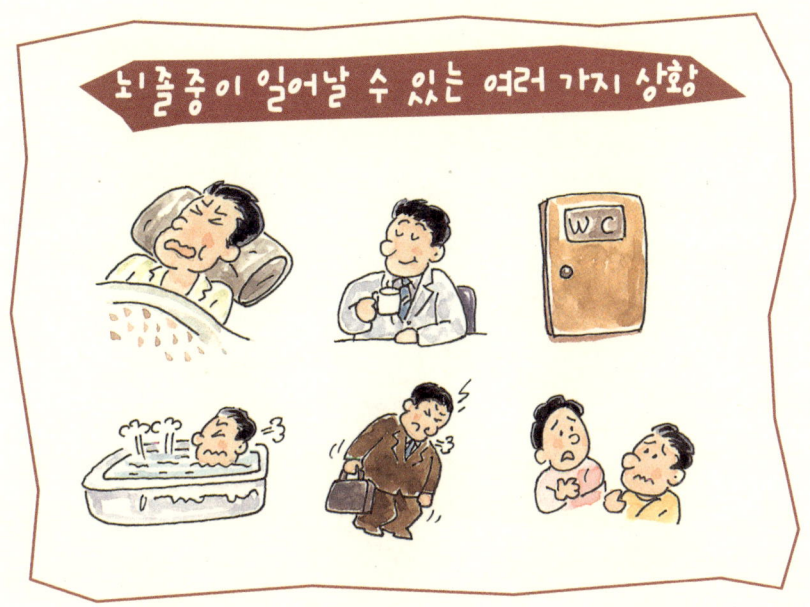

>>> 서서히 나타나는 뇌혈전

뇌혈전은 나이가 듦에 따라 진행하는 혈관의 동맥경화를 배경으로 일어나는 병이다.

뇌의 비교적 굵은 혈관에서는 죽상경화라고 해서 혈관 내벽에 콜레스테롤이 죽처럼 침착해서, 혈관이 굳어지고 좁아져 혈액의 흐름이 심하게 나빠진다. 그곳에 혈소판 등을 머금은 혈액 덩어리(혈전)가 조금씩 쌓여 혈관을 완전히 막아 버린다.

아울러 뇌 깊은 곳으로 뻗어 있는 가느다란 혈관이 오랜 기간에 걸쳐 고혈압에 노출됨으로써 혈관 벽이 손상되고, 이어 협착이 일어나 혈류가 끊기기도 한다. 이렇게 되면 그 앞쪽에 있는 뇌 조직은 완전히 죽는다. 이것이 뇌혈전이다.

뇌혈전은 뇌혈관이 파열되는 뇌출혈이나 지주막하출혈처럼 증상이 갑자기 진행되어 그로 인해 금방 죽음에 이르는 것은 아니다. 뇌혈관은 비록 일부 혈관이 막히더라도 다른 혈관을 통해 혈액을 보충할 수 있으므로 단숨에 경색이 진행되는 일은 없으며, 보통 몇 시간에서 2~3일간에 걸쳐 단계적으로 증상이 나타난다. 발작 직후에는 의식도 있어 가볍다고 생각하기 쉽지만 며칠 동안 증상의 진행 상황을 지켜봐야 한다.

어떤 동맥에 경색이 일어났는가에 따라 증상은 다르지만, 종종 수면 중에 발병해서 다음날 깨어날 때 반신불수나 저림, 언어 장애가 일어난다. 두통이나 의식 장애는 있어도 가벼운 경우가 많다. 다만, 뇌간부가 손상을 입으면 생명에 영향을 끼칠 수 있다.

>>> 갑자기 찾아오는 뇌색전

뇌혈전 증상이 비교적 느리게 진행하는 것에 비해 뇌색전은 누군가와 이야기를 나누던 중에 갑자기 언어 장애나 반신불수가 나타나며, 때로는 눈깜짝할 사이에 의식을 잃는 경우도 적지 않다. 이처럼 뇌색전 증상이 급격하게 나타나는 것은 뇌혈전의 경우와는 달리 뇌혈관의 폐색이 급격하게 일어나기 때문이다.

심원성 뇌색전증이라고도 불리는 뇌색전은 주로 심장 내에서 생긴 혈전이 어느 순간에 갑자기 떨어져 나와 그것이 뇌로 흘러 들어가서 갑자기 혈관을 막기 때문에 일어난다.

그렇다고는 하지만, 누구에게나 무차별하게 일어나는 것은 아니다. 뇌색전은 맥박이 불규칙해지는 심방세동이나 심장판막증 등이 있어서 심장의 리듬이 흩어지고, 그 때문에 혈류가 정체해서 혈액이 굳어지기 쉬운 사람에게 가장 일어나기 쉬운 것으로 알려져 있다. 특히, 심방세동이 있는 사람에게 발병률이 높으며, 이것이 뇌색전의 40~50퍼센트를 차지한다는 보고도 있다. 극히 드문 예이기는 하지만 뇌, 이외에 경동맥에서 생긴 혈전이 원인이 될 수도 있다.

뇌색전의 경우 혈관이 갑자기 막히기 때문에 심장과 폐의 기능을 일시적으로 우회시켜 주는 바이패스에 의한 혈류의 보충이 제때에 이루어지지 않아서 단시간에 뇌 조직의 파괴가 진행된다. 이런 이유로 뇌가 급속히 손상되어 초기에는 반신불수, 언어 장애로 시작해서 지각 장애나 때로는 혼수 등 뇌졸중 증상이 나타난다. 굵은 혈관이 막히는 중증인 경우에는 짧은 시간에 죽음에 이르는 일도 적지 않다.

때로는 막힌 혈전이 이동해서 혈류가 다시 열릴 수도 있다. 하지만 그럴 경우 손상된 혈관에서 누출된 혈액 때문에 경색소 부근에 출혈이 있어 심각한 중증으로 발전할 수 있다. 이처럼 뇌색전은 재발할 확률이 높은 까닭에 더욱 무섭다.

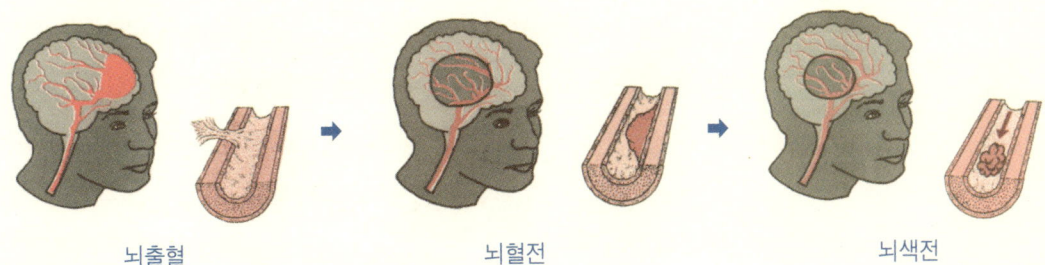

뇌출혈   뇌혈전   뇌색전

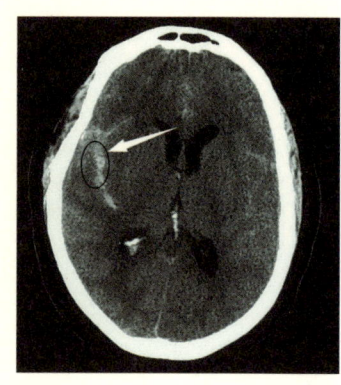

>>> 머리를 심하게 맞은 것 같다면

두부처럼 부드러운 뇌는 가장 바깥쪽을 두개골이 덮고 있고, 그 아래쪽으로 가면서 경막, 지주막, 연막이라는 3개의 막에 의해 보호받고 있다. 이 지주막과 연막 사이의 투명한 뇌척수액으로 채워진 틈새를 지주막하강이라고 부른다. 여기에 피가 들어가는 것을 지주막하출혈이라 하는데, 이는 뇌 속에서 출혈하는 뇌출혈에 비해 뇌 표면에 가까운 지주막하강에 출혈한다.

지주막하출혈은 이 지주막하강에 와 있는 비교적 굵은 혈관이 본래 약하거나 동정맥 기형 같은 이상이 있는 사람에게 일어나기 쉽다. 약한 혈관이 끊임없이 계속 흐르는 혈액의 압력에 눌려서 혹처럼 부풀고, 급격한 운동이나 흥분으로 인해 혈압이 상승하면 이 혹(동맥류)이 갑자기 파열하는 것이다. 이 뇌동맥류는 혈관이 뇌로 들어가는 입구 부분의 동맥(대뇌동맥륜)에서 가장 일어나기 쉽고, 지주막하출혈의 70~80퍼센트는 이 동맥류의 파열에 의한 것이다.

지주막하출혈은 남자보다 여자에게 많은데, 남자에게서는 40~50대의 한창 나이에, 여자의 경우 60세 이상에서 많이 일어나며, 아무런 사전 징후 없이 갑자기 닥쳐온다.

"마치 방망이로 얻어맞은 것"처럼 격렬한 두통에서 시작해서, 구토증을 동반하며, 때로는 의식불명인 채 있다가 몇십 분 안에 죽음에 이르기도 한다. 다만, 뇌출혈과 달리 팔다리에 마비가 오는 일은 극히 적으며, 의식상실도 그다지 큰 출혈만 아니라면 몇십 분에서 1~2시간이면 회복되므로 안심할 수 있는데, 지주막하출혈에서는 발병 몇 주일 후에 다시 출혈을 일으키기 쉽다. 게다가 지주막하출혈은 뇌출혈보다 급성기의 사망률이 높으며, 특히 출혈을 다시 일으키면 50퍼센트 이상이 사망에 이른다.

>>> **일과성이라고 무시할 수 없다**

 뇌졸중은 갑자기 일어나는 병으로, 그중에는 확실한 징후라고 여겨지는 조짐도 있다. 그것은 뇌경색의 전구 증상으로서 자주 문제되는 일과성 뇌허혈 발작이다.
 일과성 뇌허혈 발작은 '일과성'이라는 말에서도 알 수 있듯이 뇌혈류가 일시적으로 부족한 상태를 말한다. 이는 뇌혈관이 일시적으로 막혀 혈류가 끊어지기 때문에 뇌경색 초기로 착각하기 쉬운 증상이 나타난다.
 그러나 혈류가 끊기는 것은 어디까지나 일시적이므로 며칠씩 증상이 계속되는 것은 아니다. 보통 24시간 이내라고 말하지만, 실제로는 5분에서 10분, 길어야 몇 시간 후면 증상이 없어진다. 그 원인은 뇌경색과 같다.
 일과성 뇌허혈 발작으로는 의식을 잃는 일은 드물지만, 일시적이나마 뇌혈관이 막히는 셈이므로 혈류가 끊긴 장소에 따라서는 마비나 언어 장애 등 여러 가지 신경성 증상이 나타날 수 있다. 증상은 "한쪽 팔다리를 쓸 수가 없다", "몸이 저리다", "현기증이 난다", "한쪽 눈이 갑자기 보이지 않는다", "말을 할 수 없다", "다른 사람의 말을 이해할 수 없다" 등 다양하다. 이들 증상은 곧 사라지므로 그대로 방치하기 쉽다.

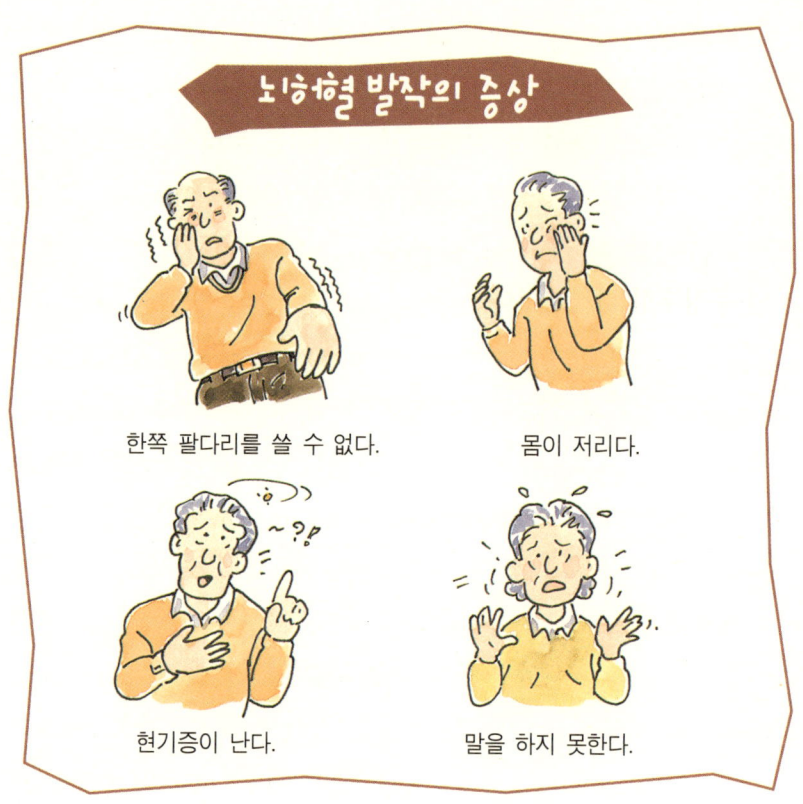

그러나 한번 막힌 혈관은 개통되더라도 다시 막히기가 쉽다. 일과성 뇌허혈 발작은 거의 30퍼센트의 확률로 6개월 이내에 뇌경색으로 이행한다는 보고도 있다. 발작을 일으킨 사람은 진찰이나 검사를 받아서 뇌경색으로 이행하지 않도록 항응고제를 복용하여 미리 예방하는 것이 중요하다. 또한 동맥경화가 진행하지 않도록 치료해야 한다.

>>> 증상이 없다고 안심하지 마라

뇌경색은 진행이 느린 뇌혈전이든 급격히 발병하는 뇌색전이든 반드시 신경 증상을 동반한다. 그런데 같은 뇌경색이라도 신경증상이나 자각증상이 전혀 없는데 종종 뇌 MRI에서 검사를 받던 중에 뇌경색을 발견하는 경우도 있다. 이것이 증상이 없는 뇌경색인 무징후성 뇌경색이다.

뇌경색은 뇌의 혈관이 막혀 일어난다. 따라서 막힌 혈관이 비교적 굵다면 그 혈관이 맡고 있는 지배 영역, 즉 피해를 받는 뇌 조직도 넓어지므로 그만큼 증상도 중해진다. 하지만 막힌 혈관이 아주 가늘다면 그에 비례해서 손상되는 뇌 조직도 적어질 수밖에 없고, 그 시점에서는 증상을 나타내지 않는 예도 있다.

이처럼 무징후성 뇌경색은 고혈압의 영향을 강하게 받는 뇌의 가는 혈관, 특히 뇌 심층부에 있는 대뇌 기저핵이나 시상에 있는 혈관에서 일어나기 쉬운 것이 특징이다. 이 혈관은 혈압의 영향에 끊임없이 노출되어 있기 때문에 동맥경화를 일으켜 괴사에 빠지기 쉽다. 무징후성 뇌경색이 고혈압인 사람에게 압도적으로 많은 것은 이 때문이다.

무징후성 뇌경색은 보통 경색 부위가 몇 ㎜에서 15㎜ 정도로 작다고 해서 라크나경색이라고 부른다.

이 질병은 증상이 없기 때문에 진찰만으로는 쉽게 발견되지 않는다. 그러나 최근에는 자기장을 사용한 MRI라는 화상진단이 널리 보급되어 비교적 간단하게 발견할 수 있다.

뇌 종합 검사에서 MRI 검사를 받은 사람에게 무징후성 뇌경색이 상당수 발견되었다는 통계도 있다. 작은 경색이라도 자주 나타나 반복적인 발작을 일으킨다면 다발경색성 치매 증상이 나타나는 경우도 적지 않다. 이때 처음에는 잘 잊는 정도지만 시간이 지나면 친한 사람의 이름조차 생각나지 않게 되어 일상생활에도 많은 지장을 받게 된다.

따라서 고혈압이 있는 사람은 물론 동맥경화가 진행된 고령자 혹은 심방세동 등 혈액이 쉽게 응고되는 지병을 지닌 사람은 MRI 검사를 받는 것이 현명하다. 모든 질병이 그렇지만, 특히 혈관성 치매에서는 조기 발견이야말로 무엇보다도 중요하다.

2. 뇌졸중으로 오해하기 쉬운 질병

몇몇 질병 중에는 증상이 뇌출혈이나 뇌경색과 흡사하기 때문에 뇌졸중으로 착각하는 경우도 있다. 하지만 병 자체가 다르므로 원인, 증상이 일어나는 방법, 치료 및 예후도 각각 달라질 수밖에 없다.

그렇다면 뇌졸중으로 오해하기 쉬운 병에는 무엇이 있으며, 이와 같은 질병의 치료를 위해서는 어떻게 해야 하는지 살펴보자.

>>> 두통과 구토증이 있다면 뇌종양을

뇌종양은 두개골 안에 종양이 생기는 병이다. 양성, 악성(암)에 상관없이 뇌 내에 종양이 생기면 두개골 안의 압력인 뇌압이 상승하므로 여러 가지 증상이 나타난다. 이 경우, 종양이 생긴 부위나 크기에 따라서는 뇌졸중과 마찬가지로 팔다리의 마비나 시력 장애, 언어 장애 외에 경련과 발작을 일으킬 수 있다. 그러나 무엇보다 먼저 두통이나 구토가 나타나는 것이 특징이다. 게다가 이들 증상은 시간이 지나면서 종양이 커짐에 따라 진행성으로 악화된다.

한편, 고령자인 경우에 때로는 두통이나 구토가 없는데 갑자기 반신불수가 되는 경우가 있다. 그 때문에 경험이 적은 의사에게는 뇌졸중으로 보이는 예도 적지 않다. 하지만 뇌졸중과 뇌종양은 대처하는 방법이 분명하게 다르다.

치료를 위해서는 가능한 한 빨리 CT(컴퓨터단층촬영)나 MRI, 뇌혈관 촬영 등을 행해서 종양인지 아닌지 구별해야 한다. 이를 위해 조금이라도 이상 징후를 느낄 때는 즉시 전문의의 진찰을 받도록 한다.

>>> **혈종만 제거하면 낫는 만성 경막하 혈종**

경막하 혈종은 두개골 바로 아래에 있는 경막과 뇌 사이에 핏덩어리가 생기는 병이다.

혈종은 종양과 달리 외적인 자극이 없는 한 생기지 않는다. 급성 경막하 혈종은 교통사고 등 두부 외상에 의한 출혈이 원인이 되어 일어나는 것으로, 뇌졸중과 혼동되는 일은 별로 없다. 한편, 만성 경막하 혈종은 취해서 넘어지거나, 노인이 넘어져 머리를 부딪치는 등 비교적 가벼운 두부 외상이 원이 되어 몇 주일 후부터 조금씩 증상이 나타나면서 발병한다. 그러나 그중에는 두부 외상의 기억이 없거나, 외상을 받았던 것을 잊어버리는 경우도 있다.

가벼운 두통이나 건망증으로 시작해서, 음식물을 흘리며 혀가 뻣뻣해지는 등의 신경 증상과 함께 가벼운 마비도 나타난다. 특히, 고령자인 경우에는 증상이 진행됨에 따라 말의 앞뒤가 없거나 남이 하는 말을 전혀 기억하지 못하는 등 치매로 여길 만한 말 또는 행동, 기억 장애가 뚜렷하게 나타난다.

이 때문에 뇌경색에 의한 영향으로 생각하고 적극적인 치료를 하지 않는 경우도 적지 않은데, 혈종이라면 수술을 해서 혈종을 제거하면 완치가 가능하다. 뇌경색인지 만성 지주막하 혈종인지는 CT나 MRI 검사를 행하면 즉시 알 수 있다. 따라서 이상하다 싶으면 서둘러 의사의 진단을 받아야 한다.

>>> 모야모야병, 어른도 생긴다

보통 사람들은 뇌졸중이라고 하면 대부분 어른들에게만 발생하는 것으로 생각하기 쉽다. 그러나 어린이에게도 뇌졸중이 발생할 수 있는데, 그 대표적인 것이 모야모야병이다. 이 병은 일본을 비롯해 우리나라에 많이 발생하는 질병이자 어린이에게 많은 난치병 중 하나로, 드물게 어른에게도 나타난다.

'모야모야'는 김이나 연기가 모락모락 피어오른다는 의미에서 나온 일본 말로, 뇌혈관 촬영에서 그물 모양의 가느다란 이상 혈관들이 연기가 올라가는 형태로 보인다고 해서 붙은 이름이다.

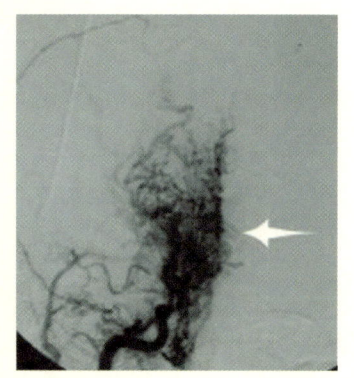

모야모야병의 주원인인 동맥류는 뇌혈관 조영을 통해 알 수 있다.

이 병은 뇌의 앞쪽으로 가는 주된 혈관인 내경동맥의 끝부분이나 내경동맥이 갈라진 중대뇌동맥이나 전대뇌동맥의 시작 부위가 좁아지거나 막혀 발생하는 것으로, 그로 인해 가는 혈관들이 피가 모자라게 된 부위로 자라 들어가는 것이다.

발생 원인은 아직까지 확실히 밝혀지지 않았다. 다만, 동맥이 서서히 막히기 때문에 후천적인 병이라는 의견도 있으며, 선천적인 이상이라고 보는 이들도 있다.

어린이들 중에는 유아에 많이 발병하며, 근육의 긴장이 갑자기 풀어지는 탈력 발작이나 경련은 물론 본인의 의지와는 관계없이 팔·다리·얼굴 등이 움직이는 불수 운동 등이 나타난다. 큰 소리로 울었을 때의 과다한 호흡 등이 원인이 되어 일과성 혹은 반복적으로 발작을 되풀이하는 것이 특징이며, 마비나 실어증·지능 장애 등의 후유증을 남기기도 한다. 어른의 경우에는 30대에 절정을 이루는데, 대부분 뇌출혈 혹은 지주막하출혈 형태로 갑자기 발병한다. 그러나 중증이 되는 일은 비교적 적은 것이 모야모야병의 특징이다.

모야모야병의 진단을 위해서는 필수적으로 뇌혈관 촬영을 해야 하지만, 최근에는 MRI나 뇌혈류 상태를 찍는 MRA(핵자기공명혈관조영)에 의한 진단이 주류를 이루고 있다.

>>> 고혈압이 원인인 고혈압성 뇌증

고혈압성 뇌증은 장년에 걸쳐 고혈압이 계속되는 사람에게 돌발하는 증상이다. 이들은 무엇인가가 원인이 되어 혈압이 급격히 상승, 심한 두통이나 구토증을 호소한다. 때로는 경련을 동반해서 의식 불명 상태에 빠지기도 한다. 이때 수축기 혈압이 200 이상으로 올라가는 일도 적지 않다. 그러나 혈압강하제를 투여하는 등 혈압을 내려 주면 이 증상은 원래대로 돌아가는 것이 특징이다. 보통 2~3일이면 완전히 회복된다.

그렇지만, 조금이라도 늦으면 뇌출혈로 옮겨갈 수 있다. 최근에는 혈압강하제가 널리 보급되어 이에 대한 대응이 빨라졌지만, 아무리 좋은 약이 개발되더라도 혈압 관리의 중요성은 변함이 없다.

3. 갈수록 발전하는 뇌졸중 치료

>>> CT 검사로 뇌졸중 확인을

CT 검사는 뇌의 내부를 고통 없이 선명한 화상으로 보는 것이 가능한, 획기적인 검사법이다. 이것은 X선 빔을 머리의 각 방향에 대고, 그 흡수율의 차이를 컴퓨터로 처리해서 얻은 절류 상태의 단층 화상으로 장내의 병변을 진단하는 것이다.

X선은 뼈나 혈액에서 흡수율이 높고, 경색, 부종, 수분, 지방 등의 순으로 흡수율이 떨어지므로 뇌 내에 출혈이나 혈종이 있으면 화상에서는 하얗게 보이고, 반대로 혈관이 막힌 경색소는 검게 찍힌다. 따라서 발작 원인이 출혈인지 경색에 의한 것인지 즉시 알 수 있다. 특히, 뇌출혈에서는 발병 직후부터 출혈 부분이

하얗게 찍히므로 극히 작은 출혈이 아닌 한 진단이 쉽다.

　이처럼 CT 검사는 장애 부위나 그 범위의 판정에 효과적이므로 뇌졸중의 초기 진단에 빼놓을 수 없다.

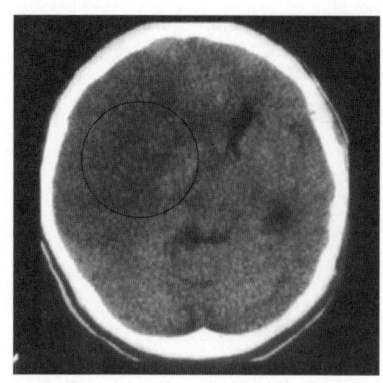 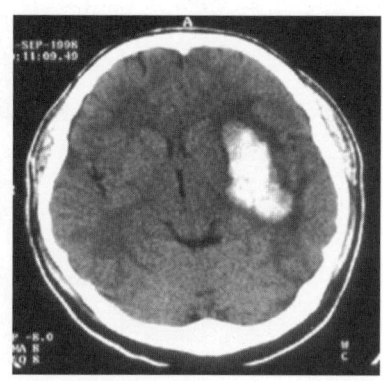

CT 촬영으로 본 뇌경색(왼쪽)과 뇌출혈(오른쪽)

　그러나 CT 검사를 통해 뇌졸중 전부를 알 수 있는 것은 아니다. 특히, 뇌경색의 경우 발병 6시간 이내의 초급성기에서는 화상이 분명하지 않으므로 CT 검사만으로 이상을 판정하기가 매우 어렵다. 다만, 발병 후 하루가 지나면 경색소도 분명하게 보인다.

　또한 지주막하출혈에서의 파열동맥류도 직경이 2cm 이상이라면 확인이 가능하지만 10㎜ 이하인 동맥류라면 확인이 거의 불가능하다. 더욱이 X선이 투과하기 어려운 뇌간부나 연수의 병변도 CT 검사로는 진단하기 어렵다.

　이와 같이 CT 검사에는 몇 가지 단점도 있지만, 두개골 내 출혈의 진단에는 절대적인 힘을 발휘한다. 뇌졸중이 의심되었을 때 먼저 CT 촬영을 하는 것도 이 때문이다.

>>> 뇌졸중 진단의 대표 선수, MRI

　MRI(핵자기공명영상법)란 간단히 말해 자기와 전파를 사용해서 여러 각도에서 뇌의 단면상을 찍는 화상 진단법의 하나이다. CT가 슬라이드 상태의 단면상인 것에 비해 MRI는 세로·가로·대각선 등 임의의 방향에서 화상을 얻을 수 있고, 병변부를 구별하는 분해 능력도 높으므로, CT에서는 발견하기 어려운 작은 혈관 병소도 선명하게 보여 준다.

　따라서 비교적 굵은 혈관은 물론 CT에서 찍히지 않는 가는 혈관의 작은 경색을 비롯해 뇌의 심층부, 특히 뇌간부나 연수 주변의 이상 소견도 상당히 정확하게 판정할 수 있다.

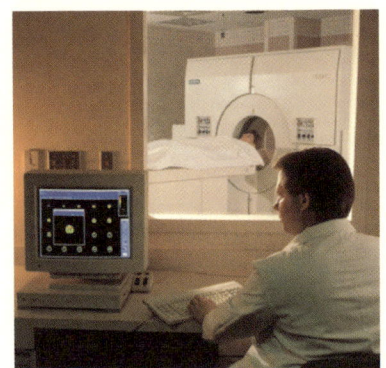 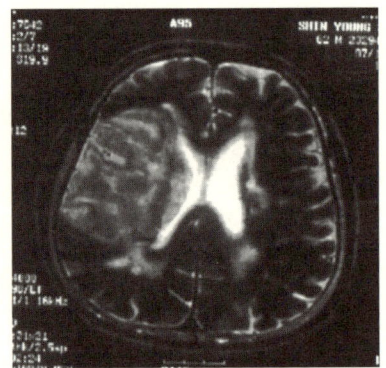

MRI 검사 장면(왼쪽)과 이를 통해서 본 뇌경색(오른쪽)

　또한 발병 직후의 선명한 출혈을 검출하는 데 단점이 있다고는 하지만, 오래된 출혈 장소와 발병 시기 등을 분명하게 판정할 수 있다. 더욱이 뇌출혈의 원인이 된 작은 혈관 병변이나 지주막하 출혈을 일으킨 뇌동맥류 등도 선명한 화상으로 보여 준다.

이처럼 MRI는 뇌졸중의 진단에 만능 선수라 표현해도 될 정도로 효과적인 검사법이다.

CT 검사로는 진단이 불가능한 무징후성 뇌경색, 특히 직경 5~15㎜인 라크나경색도 경계가 분명한 원형 내지는 타원형의 화상으로 분명하게 식별할 수 있으며, 자주 일어나는 소경색에 대해서도 마찬가지의 화상을 얻을 수 있다.

최근에는 MRI 장치를 사용해서 뇌 내 혈관을 입체적으로 촬영하는 MRA가 실용화되어, 혈관뿐 아니라 혈액이 흐르는 상태를 화상화하는 것이 가능해졌다. 물론 아직 화질에 약간의 문제가 있기는 하지만, 이것에 의해 부작용 없이 혈관의 협착이나 폐색 상태를 알 수 있다.

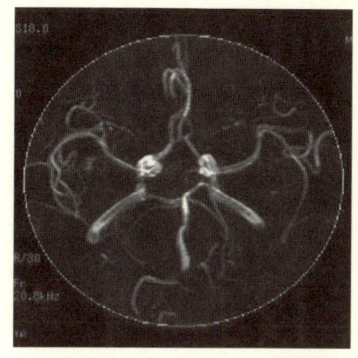
뇌 내 혈관을 입체적으로 촬영할 수 있는 MRA

>>> 뇌혈관 상태를 읽는 뇌혈관조영

CT나 MRA 검사를 하면 병소가 퍼져 있는 상태에 대해 정확한 진단을 내릴 수 있다. 그러나 혈관의 해부학적인 변화, 즉 혈관의 주행이나 형상이 어떻게 변화하는지를 정확하게 알 수 있는 것은 아니다. 그러므로 출혈이나 경색에 동반하는 혈관의 변화를 보다 정확히 알기 위해서 뇌혈관조영 검사를 실시한다.

뇌혈관조영은 넓적다리가 시작되는 대퇴동맥을 통해 삽입한 가느다란 관(카테터)을, 뇌혈관에 유도해서 조영제를 주입하고, 혈관 내를 이동하는 조영제의 흐름을 매초 평균 2~3장의 속도로 연속적으로 촬영한 것이다.

이것에 의해 동맥경화에 따른 혈관의 협착이나 사행, 혈전 형성에 의한 폐색 정도, 파열동맥류나 뇌동정맥 기형의 위치나 형상, 나아가 지주막하출혈 후의 혈관 경련 혹은 혈류가 끊김에 따른 바이패스의 형성 등 뇌졸중 때문에 생길 수 있는 혈관의 주행이나 형상 변화를 상당히 정확하게 판단할 수 있다.

따라서 뇌혈관조영은 모든 종류의 뇌졸중의 진단에 빼놓을 수 없는 검사라고 해도 과언이 아니다. 그러나 유감스럽게도 이 검사는 동맥 내에 관을 넣어야 하고, 검사 시간도 1시간 전후로 길어서 합병증이 전무하다고 말할 수 없다. 이런 이유로 매우 긴급한 경우가 아니면 그다지 자주 행하지 않는 경향이 있다.

그 때문에 뇌혈관조영은 재출혈의 우려가 있는 지주막하출혈인 경우, 뇌동맥류나 동정맥 기형을 측정할 때의 검사로서 행하는 경우가 대부분이다. 또한 뇌색전으로 혈전 용해 요법을 행할 때 혈관의 폐색 상태를 재확인하거나 혈전성 경색의 예방이나 혈압 관리 정보를 얻기 위해 행하는 경우도 있다. 일반적으로 CT나 MRA 검사 다음에 실시한다.

>>> 심장 내 혈전은 초음파 검사로

심원성 뇌색전은 심장 안에 혈전이 만들어져 그 혈전이 떨어져 나와 동맥 안을 흘러가서 뇌 속의 가는 혈관을 막기 때문에 일어난다.

심장 내 혈전은 특히 좌심방에서 많이 나타나는데, 그 원인이 되는 질병들 중에는 심방세동과 승모판막증이 가장 많다. 심방세동은 맥의 리듬이 완전히 흐트러져 있을 뿐 아니라 맥의 크기도 여러 가지로, 심전도 검사로 즉시 진단할 수 있다. 승모판막증은 심장 안 네 개의 판막 중에서 좌심방과 좌심실 사이에 있는 판막으로, 그 판막의 지나는 길이 좁아지는 협착증과 판막이 제대로 닫히지 않음으로써 혈액이 역류하는 폐쇄부전증이 있다. 이 승모판막증은 심음 청진, 심음도나 심전도 검사를 통해 쉽게 진단할 수 있다. 이와 같은 질병에서는 혈액의 흐름이 막히거나 역류하기 때문에 혈전이 만들어진다.

   심장 내 혈전은 예전에는 발견하기가 쉽지 않았다. 그러나 최근에는 초음파 검사에 의해 그 존재를 명확하게 알 수 있다. 초음파 검사에 의해 심장 내 혈전의 존재가 확인되면 혈전 용해 요법으로 치료한다. 혈전 용해 약으로서는 유로키나제 등이 있으며, 이것을 혈관 내에 주사한다. 그 효과의 판정은 초음파로 한다. 그리고 심장 내 혈전이 완전히 소실되기까지 초음파 검사로 확인하면서 일주일 정도 치료를 계속한다. 이와 같은 심장 내 혈전 용해 요법에 의해 심원성 뇌경색은 상당히 방지할 수 있다.

   그러나 심장 내 혈전이 소실되더라도 원인인 심방세동이나 승모판막증이 존재하는 한 혈전이 다시 만들어진다. 따라서 정기적으로 초음파 검사를 받아 경과를 관찰하면서 심장약이나 항응고제를 복용하도록 한다.

>>> **무징후성 뇌경색에 효과적인 뇌 종합 검사**
   뇌졸중을 가능한 한 조기에 발견하기 위해서는 뇌를 샅샅이 조사할 수 있는 뇌 종합 검사가 가장 효과적이다.

뇌 종합 검사란 표면상으로 뚜렷한 질병의 증세 없이 건강한 생활을 영위하는 사람에 대하여 실시하는 준정기적인 종합 검진으로, 이때 검사는 시설에 따라 다르기는 하지만, CT 검사는 물론 작은 뇌경색도 발견할 수 있는 MRI 검사와 뇌혈관을 입체적으로 조사해서 뇌동맥류나 뇌동정맥 기형을 판정하는 MRA 검사, 경동맥의 동맥 경화도를 체크하는 초음파 검사 등은 대체로 어떤 뇌 종합 검사에서나 행한다. 이 밖에 문진은 물론 뇌졸중의 위험 인자를 체크하기 위한 혈압 측정, 혈액 검사에 의한 콜레스테롤이나 중성지방, 혈당치 체크, 심전도 등도 한다.

뇌 종합 검사의 장점은 여러 가지가 있지만, 첫째로 들 수 있는 것은 한국인에게 가장 많은 뇌혈관성 치매의 주요 원인인 다발경색증을 자각증상이 없는 단계에서도 발견할 수 있다는 점이다. 즉 무징후성 뇌경색에 효과적이다.

무징후성 뇌경색이 발견되었을 때는 항혈소판약을 복용하거나 고혈압이 있으면 혈압을 조절하는 등 마비 같은 증상이 나타나는 징후성 뇌경색의 이행에 브레이크를 걸 수 있다. 또한 지주막하출혈의 원인이 되는 뇌동맥류나 뇌동정맥 기형이 발견되면 경우에 따라서는 즉시 수술을 함으로써 지주막하출혈을 미연에 방지할 수 있다. 더욱이 뇌혈관에 동맥경화가 있는지의 여부는 물론 그 정도까지 알 수 있으므로 동맥경화 대책을 찾거나 경우에 따라서는 뇌의 순환이나 대사를 개선하기 위한 약을 사용할 수도 있다.

다만 뇌 종합 검사는 뇌의 전문적인 검사만으로 모두 해결되는 것은 아니다. 뇌에서 일어나는 장애를 한시라도 빨리 발견함과 동시에 이상이 발견되었을 때는 될 수 있는 한 조기에 적절한 대응을 해야만 한다.

그런데 뇌 종합 검사를 받을 때는 검사를 위한 최신 장비가 갖춰져 있으면서 전문적인 치료나 수술을 할 수 있는 체제가 준비되어 있는 시설을 선택할 것을 권한다.

더욱이 이것은 뇌 종합 검사에 국한된 것은 아닌데, 뇌 검사는 한 번 받은 뒤 이상이 없다고 해서 안심할 수 있는 것이 아니다. 몸은 늘 변화하므로 1~2년에 한 번은 종합 검사를 받도록 한다.

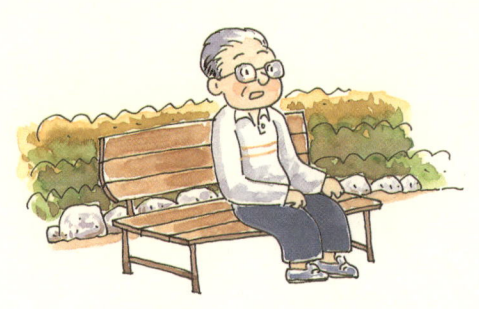

4

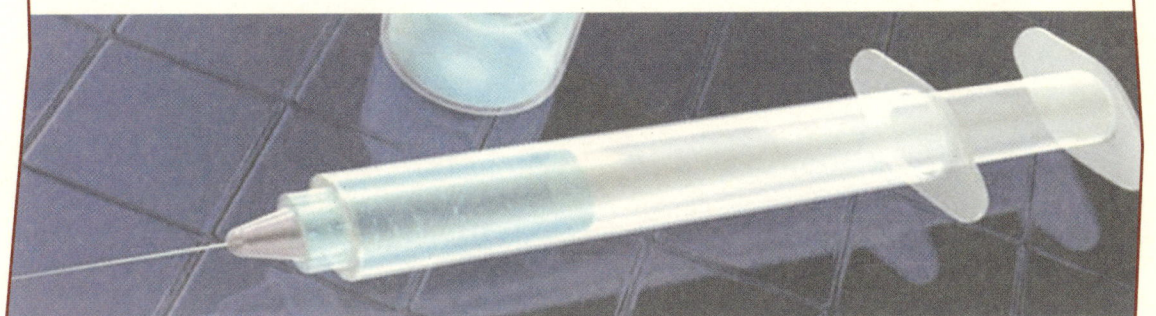

뇌졸중 치료의 포인트

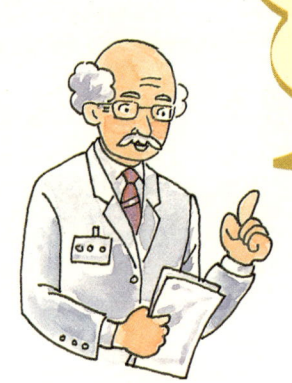

이 장에서는 뇌졸중을 치료하기 위한 다양한 방법을 소개한다. 그러나 치료에 앞서 선행되어야 할 것은 정기적인 진단과 충실한 자기 관리이다.

1. 급성기일수록 더욱 철저해야

>>> 가능한 한 빨리 의사의 진찰을

　뇌졸중은 그 대부분이 갑자기 발병한다. 게다가 발작에는 대개의 경우 많든 적든 의식 장애를 동반한다. 따라서 가래가 막히거나 토한 것이 잘못해 기도로 들어가 질식을 일으키지 않도록 우선 얼굴을 옆으로 돌려서 눕힌 다음 서둘러 의사의 진찰을 받을 수 있도록 한다.

　고혈압 등으로 자주 가는 병원이 있다면, 곧 연락을 취해 증상을 전하고 지시를 받도록 한다. 주치의가 없거나 있어도 연락이 취해지지 않을 때는 곧바로 구급차의 출동을 요청하고, 가능한 한 빨리 설비가 갖추어진 병원으로 옮기도록 한다.

　과거에는 뇌졸중으로 쓰러졌을 때 가능하면 움직이지 말고 그대로 두는 것이 좋다고 알려져 왔다. 이런 오해 때문에 집에서 쓰러졌을 때는 몇 시간 동안 그대로 집에 눕혀 두는 일도 드물지 않았다. 그러나 이와 같은 안정 조치는 효과가 전혀 없는 것으로 밝혀졌으며, 오히려 그대로 두는 것에 의해 생기는 피해가 크다고 한다.

　또한 뇌졸중과 혼동되는 병도 많아서, 잘못 대처하면 돌이킬 수 없는 사태에 이를 가능성도 있다. 그러므로 적절한 처치를 받기 위해서라도 서둘러 병원으로 운송, 의사의 진찰을 받도록 해야 한다.

　한편, 뇌졸중의 위험 인자인 고혈압이나 당뇨병·부정맥·고지혈증 등으로 치료 중인 사람 혹은 현재는 치료 중이 아니지만 그와 같은 병력을 지닌 사람은 그것을 가족에게 알려두는 것도 필요하다.

 뇌경색의 사전 증상으로, 팔다리가 저리거나 혀가 돌아가지 않는 등 가벼운 발작이 일어나기도 한다. 이 경우 증상이 사라졌다고 해서 결코 안심하지 말고, 의사의 진찰을 받는 것이 발작이 심해지는 것을 예방한다는 점을 염두에 두기 바란다.

갑자기 뇌졸중 환자가 발생했을 때

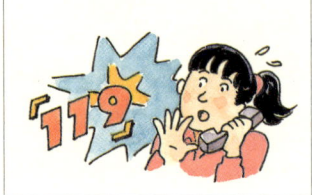
① 긴급 구조를 요청한다.

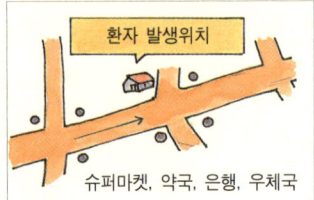
② 환자가 발생한 정확한 위치를 알린다.

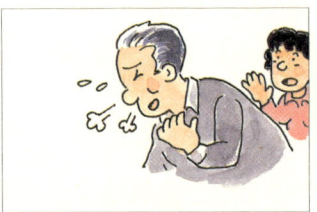
③ 환자의 상태를 파악한다.

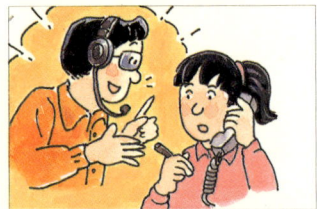
④ 응급 구조대의 지시에 따른다.

>>> 몸 상태의 관리와 뇌부종의 개선을

증상의 정도에 따라 다르지만, 일반적으로 뇌졸중의 발작 직후부터 2~3주일을 급성기라고 부른다.

이 시기는 뇌출혈, 뇌경색 모두 의식 상태나 혈압·호흡·체온 등 환자의 몸 상태를 꼼꼼히 관리하면서 뇌부종의 개선을 중심으로 치료한다.

뇌부종이란 뇌의 동맥이 막히거나 출혈해서 장애를 받은 부분의 조직을 중심으로 수분이 이상하게 축적되어 뇌 전체가 붓는 상태를 말한다.

뇌는 단단한 두개골로 덮여 있어서 폐쇄된 상태이므로, 그 안에서 뇌의 부종이 진행해서 전체적으로 부피가 증가하면 뇌의 내압이 이상하게 높아진다. 그 결과 혈액의 순환이 점점 나빠지면서 이차적으로 뇌 조직의 파괴가 진행된다. 부종이 좀 더 진행하면 뇌의 일부가 아래쪽으로 이동하는 등 매우 심각한 상태에 빠질 위험성도 있다. 그러므로 침투압이 높은 윤액을 점적해서 조직의 수분을 혈관 내로 이동시킨 다음 뇌부종을 개선하는 치료를 행한다.

또한 지주막하출혈과 뇌출혈 환자로, 수축기 혈압이 200, 확장기 혈압이 110을 넘을 정도로 고혈압이 있을 경우 그 상태가 이어지면 출혈을 다시 일으킬 위험이 있다. 게다가 혈압이 높다는 것은 수분을 혈관 밖으로 밀어내는 힘도 강해서, 결과적으로 뇌부종을 악화시킨다. 따라서 적극적으로 강압 치료를 행한다.

한편, 뇌경색일 경우 혈압을 너무 내리면 오히려 뇌혈류가 완만

해져서 뇌부종을 악화시킬 수 있으므로, 원칙적으로 강압 치료는 행하지 않는다. 만일 혈압이 너무 높은 탓에 어쩔 수 없이 혈압강하제를 사용해야만 할 경우라도 자연스럽게 내리는 정도에 그치도록 한다.

2. 뇌졸중 수술, 이렇게 한다

>>> 의식 장애의 진전을 막는 혈종 제거 수술

뇌출혈로 입원해 온 경우, 즉시 CT나 MRI 검사를 한다. 이를 통해 찍힌 출혈 부위와 혈종(출혈해서 뇌 내에 생긴 핏덩어리)의 크기 그리고 의식 상태 등을 종합적으로 판단해서 혈종을 서둘러 제거하지 않으면 생명이 위험할 수 있을 뿐만 아니라 후유증이 커질 우려도 있다. 이러한 이유로 즉시 혈종 제거 수술을 한다.

이 혈종 제거 수술은 두개골의 일부를 열고, 현미경 아래에서 출혈 부위를 확인하여, 그곳을 전기로 응고·지혈하고 혈종을 제거하는 것이다.

혈종 제거 수술은 두개내압을 급속히 개선할 수 있고, 출혈 부위를 직접 확인하면서 지혈할 수 있다는 장점이 있다. 하지만 수술 후에 뇌부종을 증강시키는 결과를 초래할 수도 있다. 이 때문에 화상진단 기술이 발달한 최근에는 정위적 혈종 제거 수술을 한다.

이 수술은 초음파나 CT 진단 장치로 병소를 비추면서 혈종의 위치를 확인하여, 그 부위의 두개골에 직경 1㎝ 크기의 구멍을 뚫고 가느다란 관을 삽입, 그 관을 통해 혈종을 흡인해서 제거한 뒤 혈종을 녹이는 약을 주입하는 것이다.

이 방법은 환자에 대한 부담이 적고 안전성도 높기 때문에 70세 이상의 고령자에게도 시술할 수 있다는 장점이 있다.

뇌수술 후에는 합병증이 일어날 수도 있다. 그중에서도 뇌혈관의 경련 증상이 크게 악화되기도 한다. 이에 따라 최근 치료에 따른 부작용을 해소하는 방법이 큰 진전을 보이고 있다.

>>> 지주막하출혈의 재출혈일 경우

지주막하출혈의 원인이 되는 것은 70~80퍼센트가 뇌동맥류의 파열이고, 나머지의 대부분이 뇌동정맥 기형, 즉 나면서부터 이상이 있는 혈관이 파열되어 일어난다. 어느 경우에나 최초의 출혈이 가벼워 환자의 의식이 좋은 상태라면 수술해서 재출혈을 방지함으로써 생명을 구할 수 있다.

재출혈을 예방하기 위해 행하는 수술 시기의 경우 예전에는 수술 직후에는 환자에게 위험하기 때문에 2주일 이상 지난 다음에 하는 것이 좋다고 알려져 왔다. 그러나 수술 기술이 발달한 최근에는 환자의 상태가 허락하는 한, 가능하면 빠른 시기, 구체적으로는 출혈 발작으로부터 48시간 이내에 행하는 것이 주류를 이루고 있다.

뇌동맥류에 의한 지주막하출혈 수술은 개두 수술에 의해 동맥류의 근원 부분을 클립으로 끼우거나, 결찰(실로 묶는 것)하여 동맥류로 들어가는 혈류를 막는 방법을 행한다.

　뇌동맥류는 출혈 부분이 한 곳뿐인 경우는 드물고 다른 부위에도 생길 수 있다. 그렇기 때문에 미리 CT 검사, MRA 검사, 혈관 촬영 등으로 동맥류가 있는 부위와 개수를 확인하고, 찾아낸 동맥류는 모두 잘라낸다.

　동맥류의 수에 따라서는 수술 시간이 길어지는데, 이때 놓치지 않고 모두 잘라냄으로써 출혈이 다시 일어나는 것을 막을 수 있다.

　예전에는 뇌동정맥 기형인 경우 개두 수술을 행했다. 그러나 최근에는 혈관 내에 전용 카테터를 삽입, 그것을 통해 기형인 혈관망에 색전 물질을 주입하고, 이것에 의해 혈류를 막는 방법을 실시하고 있다.

　경우에 따라서는 병변부에 특수 장치를 사용해서 집중적으로 방사선을 조사하는 방법도 쓴다.

>>> **혈전 용해 요법과 혈관 확장술에 대하여**
　뇌경색은 뇌의 가는 동맥을 막은 혈전 때문에 혈류가 멈추기 때문에, 뇌의 세포 조직이 산소나 영양 공급을 받지 못함으로써 괴사 상태에 빠지는 병이다.

　그러므로 원인이 되는 혈전을 될 수 있는 한 신속하게 용해시켜 정체되어 있는 혈액을 전처럼 순환시킬 수 있다면 산소 부족에 빠진 뇌 조직이 다시 활동해서 뇌졸중 증상도 개선할 수 있다. 이때 행하는 것이 혈전 용해 요법 또는 혈전을 녹이는 치료이다.

초음파로 본 혈전 용해 요법의 효과

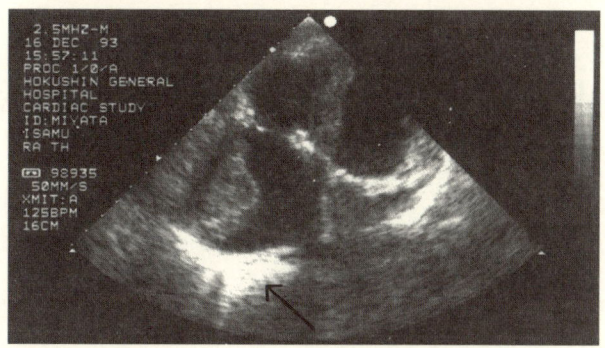

초음파를 사용하여 심방 내의 혈관을 검사한다.

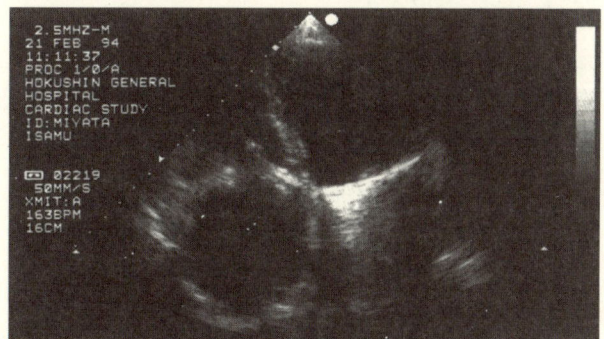

혈전 용해 요법을 사용하여 혈전을 용해하고 있다.

 이 경우, 뇌 조직이 받는 피해를 최소한으로 억제하기 위해서는 혈전이 막혀서 혈액이 정체해 있는 시간을 최소화하는 것이 중요하다. 따라서 이 치료는 뇌경색 발작을 일으킨 직후 늦어도 12시간, 즉 반나절 이내에 행하는 것이 이상적이다.

한편, 혈전 용해 요법은 CT나 MRI 검사로 혈전 상태를 조사한 다음 대퇴동맥을 통해 카테터를 삽입해서 뇌혈관을 촬영한 뒤 주간동맥에 혈전이 막혀 있는 것을 확인한다. 그런 다음에 혈전이 막고 있는 동맥에 카테터를 삽입, 그 끝이 목적으로 하는 동맥에 도달하면 카테터에 혈전을 용해하는 약을 주입해서 혈전을 녹인다.

혈전이 녹아도 혈관 내강이 좁아져 있어서 혈액의 흐름이 원활하지 못하다면 혈관 확장술을 행한다. 이것은 끝에 벌룬(풍선)이 달린 카테터를 삽입해서 목적으로 하는 동맥에 도착했을 때 부풀게 해서 좁아져 있는 혈관을 넓히는 것이다. 혈관 확장술에 의해 혈류가 다시 열려, 충분한 혈액이 흐르면 환자의 증상은 개선된다. 다만, 뇌색전에서는 뇌혈관이 막힌 후에 출혈을 합병할 경우가 있으므로 이런 우려가 있을 때는 혈관 확장술을 하지 않는다.

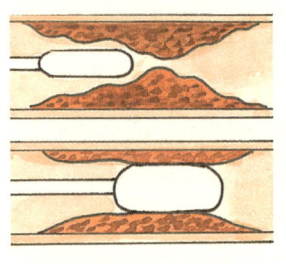
혈관 확장술

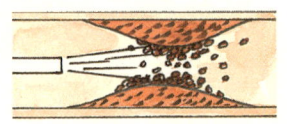
혈전 용해 요법

>>> 반복되는 일과성 뇌허혈 발작이라면

뇌졸중의 하나로 일과성 뇌허혈 발작이 있다. 이것은 일시적으로 뇌경색 상태가 되지만 후유증을 남기는 일 없이 곧 회복되는 상태를 말한다. 즉 뇌의 한 부분에 혈류가 끊겨 팔다리가 마비되거나 혀가 돌아가지 않는 것으로, 몇 분에서 길어도 몇 시간 이내에는 증상이 없어진다. 이 때문에 가볍게 생각하기가 쉽다. 그러나 그대로 둘 경우 발작을 반복하고, 몇 년 사이에 30퍼센트 이상이 뇌경색으로 옮겨간다. 그러므로 일과성 뇌허혈 발작은 뇌경색의 위험 신호라고 생각하고, 증상이 있을 때는 서둘러 적절한 치료를 해야 한다.

  일과성 뇌허혈 작용의 원인으로 가장 많은 것은 미소색전이다. 이것은 동맥경화가 진행하는 과정에, 목 등 동맥벽에 생긴 혈전의 일부가 미소혈전이 되어 뇌로 유입되어 가는 혈관을 막음으로써 일어나는 것이다. 이 경우에는 아스피린으로 대표되는 항혈소판약을 내복해서 미소혈전이 새로 생기는 것을 방지하고, 본격적인 뇌경색을 예방한다.

  뇌의 동맥경화가 진행, 동맥 내강이 좁아져 있을 경우에, 갑자기 일어서거나 해서 혈압이 순간적으로 낮아졌을 때 뇌의 혈류 부족이 일어나서, 그 때문에 일과성으로 뇌허혈 발작을 일으킬 수 있다. 이럴 때는 MRI 검사나 혈관 촬영으로 협착 정도나 부위를 확인, 혈류의 흐름을 방해하는 동맥 내벽의 침착물을 외과적으로 제거, 혈전 내막 박리술을 행할 수도 있다.

  이렇게 여러 가지 대응책이 있으므로 검사에 의해 원인을 확인, 조기에 치료를 행하도록 한다.

3. 급성기 환자를 위한 치료약

>>> 재발작 예방과 후유증 개선이 목적

같은 뇌졸중이라도 뇌출혈인가 뇌경색인가의 병형에 따라서, 혹은 증상의 가볍고 무거움에 따라 다르지만, 일반적으로 뇌졸중 발작을 일으킨 뒤 1개월이 경과하면 만성기라고 부르며, 안정기에 들어간 것으로 생각한다.

그러나 뇌졸중은 급성기를 벗어날 수 있더라도 뇌졸중을 일으키는 원인이 된 고혈압이나 동맥경화 등 위험 인자는 남아 있기 때문에 언제 재발작을 일으킬지 모른다. 실제로 뇌졸중의 평균 재발률은 뇌출혈이 연간 평균 5~10퍼센트 전후, 뇌경색은 5~15퍼센트로 알려져 있다.

따라서 뇌졸중의 급성기는 후유증을 개선하기 위한 치료는 물론 환자 개개인의 증상에 맞는 형태로 발작이 다시 일어나는 것을 예방하기 위한 치료를 병행한다.

만성기에는 재발작을 방지하기 위해 극히 일부 환자에게 외과적인 수술이 필요할 수 있지만, 치료의 중심은 약, 그것도 내복 요법이다. 어떤 약을 복용할지는 환자 개개인의 증상이나 뇌졸중을 일으킨 원인 질환이 무엇인가에 따라 달라진다.

뇌졸중의 후유증으로서는 팔다리의 마비나 언어 장애 외에 두통·불면 등 자각증상, 의욕 저하나 초조감 등 신경 증상을 호소하는 환자도 많으며, 밤에는 불면이 계속되고 낮에 꾸벅꾸벅 조는 일도 많다.

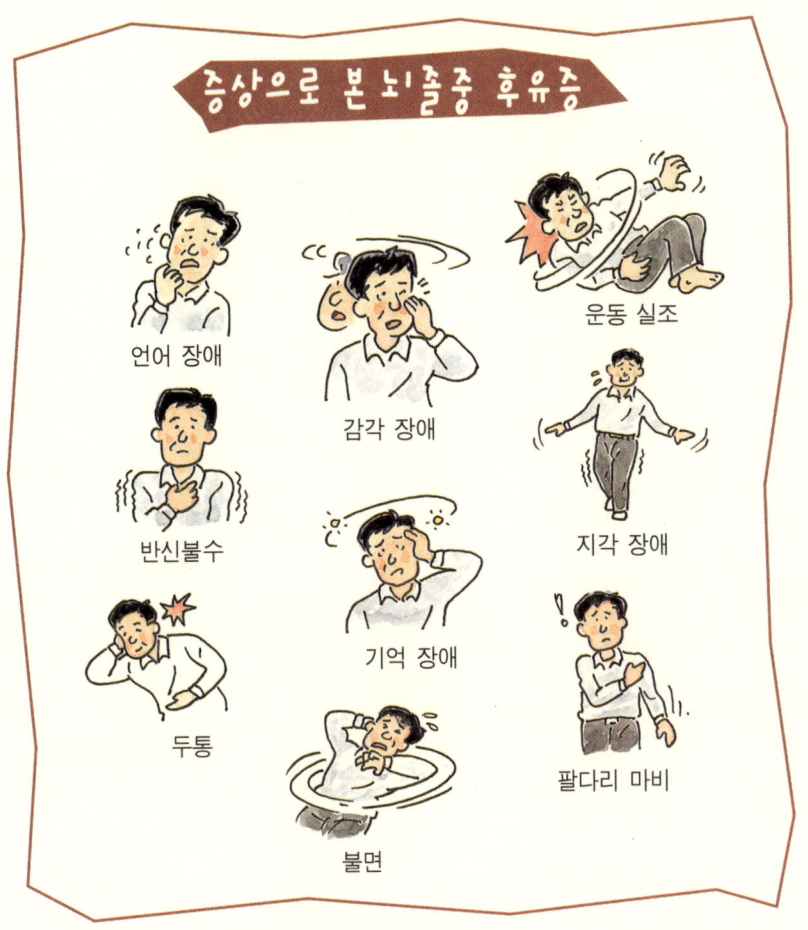

　이와 같은 뇌졸중에 따른 후유증을 개선하기 위해 뇌순환 대사 개선약이나 신경 안정제를 곧잘 사용한다.

　고혈압성 뇌출혈에서는 재발 예방을 위해 혈압강하제에 의한 혈압 조절이 중요하다. 아울러 뇌경색에서는 혈전을 만들지 않기 위해 항혈소판약이나 항응고약 등을 많이 사용한다.

>>> 뇌세포를 활성화하는 뇌순환 대사 개선약

뇌졸중 발작 후의 환자는 두통, 머리는 무겁거나 어깨결림, 저림 등 자각 증상에 시달릴 수 있다. 게다가 영문도 모르게 초조해져서 정서가 불안정해지거나, 의욕이나 자발성이 떨어지며, 불면과 우울증 등 여러 가지 신경 증상이 나타날 수 있다.

그중에서도 우울증에서는 자살을 기도할 수도 있으므로 특히 주의해야 한다. 우울증은 기분이 침체되고 인생에 비관적인 것이 특징이다. 그런데 고령자에게는 검사에 이상이 없음에도 불구하고 몸 상태가 나쁘다고 호소하는 예가 많다. 따라서 이들 증상을 개선할 목적으로 뇌순환 대사 개선약이나 항우울제가 사용된다.

뇌순환 대사 개선약은 뇌순환 개선 작용, 뇌대사 활성화, 뇌신경의 전달 작용 개선 등 세 가지로 구별된다. 먼저, 두통이나 어깨결림 등 자각 증상의 개선에는 주로 뇌순환 개선 작용이 강한 약이, 초조감 등 신경 증상의 개선에는 주로 뇌세포와 뇌신경에 작용하는 뇌대사 개선약이 사용된다.

나타나는 증상에 맞는 약을 사용해야 하는데, 실제로는 이 세 가지 작용을 어느 정도 함께 갖고 있는 약도 많다. 그중에는 카란이나 세로크랄처럼 혈관을 확장시켜 뇌의 혈류량을 늘려 뇌대사를 개선하고, 동시에 혈액이 굳어지는 것을 억제하는 혈소판 응집 억제 작용을 함께 갖고 있는 것도 있다.

이들 약을 뇌출혈이나 지주막하출혈 환자에게 사용할 때는 완전히 지혈해서 더 이상 출혈이 없는 것을 확인한 뒤 사용해야 하므로, 정기적으로 진찰이나 검사를 받아야 한다.

>>> 혈액이 굳는 것을 막는 항혈소판약

뇌혈전, 뇌색전의 직접 원인은 뇌의 혈류를 멈추게 하는 핏덩어리, 즉 혈전이다. 그러므로 재발 예방 치료를 위해서는 이 혈전이 만들어지지 않게 하기 위한 약물 요법에 비중을 둔다.

이 혈전의 조성에는 주로 혈소판과 관계되므로, 뇌혈전의 재발을 방지하기 위해서는 혈소판의 혈액을 굳히는 작용, 즉 응고력을 저하시켜 혈전이 조성되지 않도록 한다. 여기에 사용하는 것이 항혈소판약이다.

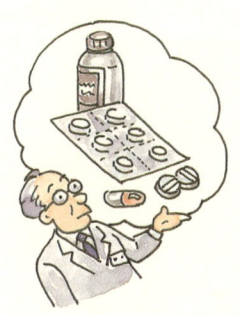

혈액이 굳는 것을 억제하는 이런 약은 사람이나 증상에 따라 복용하는 종류와 양이 달라진다. 만약 잘못 복용하면 잇몸이나 위에서 출혈을 일으킬 수 있으므로, 정기적인 혈액 검사로 출혈이나 응고력을 검사해서 양을 조절해야 한다.

항혈소판약으로서는 아스피린(바파린)이나 티클로피딘(파나르딘)이 있다. 아스피린은 이미 1세기 이상의 역사를 가진 약으로, 일반인에게는 해열 진통제로 익숙해 있지만, 항혈소판약으로서도 자주 사용되고 있다.

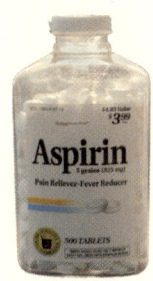 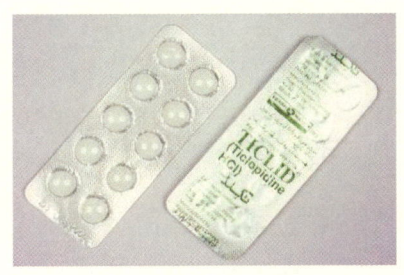

항혈소판약으로 널리 쓰이는 아스피린(왼쪽)과 티클로피딘(오른쪽)

1회량은 소량이지만, 항혈소판약으로서 사용할 경우에는 장기간에 걸쳐 계속 복용하는 경우가 많으므로 그만큼 부작용으로 복통이나 위염 등 소화기 증상을 일으키기 쉬운 문제가 있다.

따라서 공복 시에는 복용을 피하거나 부작용이 적은 장에서 녹는 타입을 복용하면 좋을 것이다. 티클로피딘도 혈소판 응집력의 억제 효과가 뛰어나 널리 사용되고 있다.

다만, 이들 약에는 감기약에 아스피린이 함유되어 있을 수도 있으므로 의사와 상담을 한 뒤 복용하도록 한다.

>>> 뇌색전의 재발을 예방하는 항응고약

같은 뇌경색이라도 뇌색전은 심방세동 등이 원인으로 심장 일부에 생긴 혈전이 유리, 유출해서 뇌혈관을 막히게 하는 것으로, 이때의 혈전은 뇌혈관에서 생긴 혈전과는 달리 주성분은 피브린이라는 섬유성 물질이다.

이 때문에 뇌색전의 재발을 예방하려면 원래의 원인인 심장병을 치료하는 것은 말할 것도 없고, 우선 피브린이 생기는 것을 막아야 한다. 이때 사용하는 것이 와파린카륨(와파린)이라고 불리는 약이다. 와파린은 피브린의 생성 과정에서 중요한 역할을 하는 비타민 K의 작용을 방해해서 피브린이 생기기 어렵게 하며, 혈액이 굳어져 혈전을 만드는 것을 방지한다.

와파린의 항응고 작용은 아스피린 이상으로 강해서 그만큼 부작용으로서의 출혈에 세심한 주의가 필요하다.

정기적으로 혈액 검사를 받아야 하는 것은 물론, 평소부터 잇몸에서 출혈이나 피하출혈의 유무, 변의 색깔 등을 주의 깊게 체크해야 한다. 아울러 발치 등의 치료나 수술을 받을 때는 와파린을 복용하고 있는 것을 잊지 말고 담당 의사에게 전해야 한다. 음주는 와파린의 작용을 강하게 할 수 있고, 반대로 발효된 콩은 효과를 약화시킬 수 있으므로 식사 내용에도 주의할 일이다.

한편, 와파린 복용 중에는 감기약이나 진통제 등 시판약이라도 담당 의사의 지시 없이 복용하지 않는 것이 철칙이다.

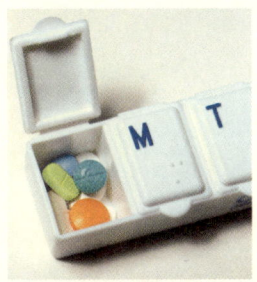

혈액 응고 과정을 지연시켜 우리 몸에서
혈전이 생기는 것을 예방하는 와파린

5

뇌졸중의 회복 훈련

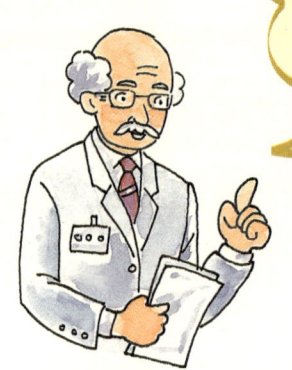

환자의 잃어버린 기능을 회복시키거나 보조기로 그 기능을 도와 주기 위해서는 무엇보다 환자에 대한 세심한 배려가 필요하다.

1. 회복 훈련 전의 유의 사항

>>> 사회 복귀를 위한 회복 훈련

뇌졸중 환자를 위한 회복 훈련이라는 말을 듣는 순간 머릿속에 무슨 생각이 떠오르는가? 아마 마비 등을 일으켜 불편해진 팔과 다리를 움직일 수 있게 하기 위한 기능 훈련 혹은 언어를 회복하기 위한 언어 회복 훈련이 아닐까 싶다.

뇌졸중에 의한 장애는 혈액 순환 장애가 일어난 부위나 그것에 의해 파괴된 뇌 조직의 범위에 따라 반신불수·언어 장애·지각·기억 장애 등등 여러 가지 장애가 단독 또는 몇 가지가 섞여 일어난다.

이와 같은 신체적 장애와 함께 정신적 장애가 나타나기도 한다. 그중에서도 감정의 조절 기능 장애로 인해 자신의 감정을 충분히 통제할 수 없어 늘 울거나 화를 내는 감정 실조도 종종 보인다. 또한 피해망상, 질투망상이나 환각이 나타나거나 우울 상태에 빠지는 경우도 있다.

회복 훈련을 기능 회복 훈련과 같은 뜻으로 이해하는 사람들이 의외로 많은 듯하다. 그러나 회복 훈련과는 달리 기능 회복 훈련은 몸의 기능 회복에만 주안점을 두는 데 반해, 회복 훈련은 '인간답게 살아갈 권리의 회복'에 목적을 두고 있다.

이 때문에 회복 훈련의 경우 후유증이 완전히 낫지 않더라도 그 후유증을 안은 상태에서 사회생활로 돌아갈 수 있는 상태, 즉 정상적으로 사회에 복귀할 때까지 계속해야 한다. 따라서 주치의와 회복 훈련 전문의를 중심으로, 기능 훈련사나 언어 요법사, 의료 봉사 요원 등이 저마다의 전문성을 발휘하여 환자를 도와 주어야 한다.

최근 급속히 진행하는 고령화 사회를 맞아, 정부 차원에서 고령자 보건 복지 전략의 보강에 힘쓰고 있다는 점은 매우 반가운 일이다.

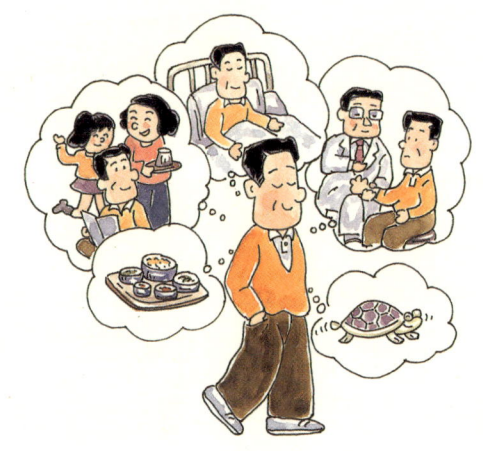

뇌졸중 환자가 사회생활에 제대로 적응하기 위해서는 충분한 회복 훈련과 주위 사람들의 도움이 필요하다.

>>> 폐용성 증후군을 피하려면

미국 최초의 우주 비행사가 일주일 동안의 비행 기간을 마치고 지구에 귀환했을 때 다리뼈나 근육이 완전히 약해져서 일어날 수도 걸을 수도 없었다고 한다.

우주라는 무중력 상태 속, 그리고 운동을 만족스럽게 할 수 없는 좁은 공간에서 다리, 발꿈치를 거의 사용하지 않은 것이 우주 비행사의 뼈를 위축시키고 근력을 약하게 한 것이다. 이처럼 몸을 움직이지 않았거나 잘못 사용한 결과 생기는 증상을 폐용성 증후군이라고 부른다.

뇌졸중 발작을 일으킨 환자를 안정시킨다는 이유로 가만히 눕혀 두면 이와 똑같은 일이 일어난다. 팔다리의 뼈와 근육이 위축되고, 관절이 굳으며, 순환 기능은 물론 호흡 기능·소화 기능이 약해진다.

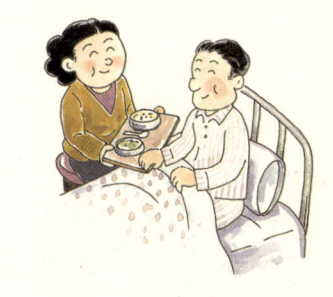

폐용증후군을 막기 위해서도 회복 훈련은 빠를수록 효과적이다.

몸을 움직이지 않기 때문에 일어나는 갖가지 폐용성 증후군을 방지하려면 가능한 한 이른 시기부터 회복 훈련에 착수하는 것이 중요하다.

환자가 하루 빨리 자리에서 일어나 스스로의 힘으로 서거나 걸을 수 있다면 얼마나 좋을까? 그러나 뇌졸중 발작 직후에는 의식이 약하거나, 혈압이 불안정하고, 출혈이 완전히 지혈되지 않은 상태이므로 자리에 누워 있는 상황이 계속될 수 있다. 이처럼 마비나 경련 등에 의해 운동 장애를 일으킨 팔다리는 스스로 움직일 수 없어지면 폐용성 증후군으로 진행하기 쉽다.

따라서 관절이 변형되거나 굳어져서 자유롭게 움직일 수 없는 경우가 생기지 않도록 전문의의 지시에 따라 지속적으로 몸을 움직여야 한다. 아울러 뇌졸중으로 쓰러진 날부터 욕창이나 폐렴 등이 생기지 않도록 기능 회복 훈련을 병행해야 한다.

>>> 활동이 자연스러울 때까지

회복 훈련이 시작되면 의사나 간호사 혹은 이학 요법사들로부

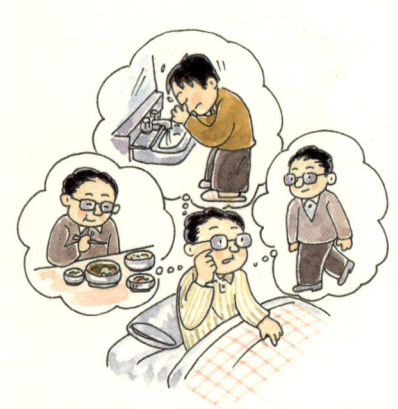

일상생활 동작을 스스로 할 수 있도록 하는 것이 뇌졸중 회복 훈련의 기본 목적이다.

터 일상생활 동작(ADL)이라는 말을 듣게 된다. 여기에서 일상생활 동작이란 세수를 하거나, 머리를 감거나, 식사를 하거나, 배설, 옷 입고 벗기, 목욕 같은 일상적인 동작과 일어서거나 앉거나 걷는 등 매일의 생활 속에서 우리가 반복하는 생활 동작 모두를 포함한다. 뇌졸중의 회복 훈련에서는 이 일상생활 동작의 자립이 첫 번째 목적이다.

우선, 일상생활 동작 하나하나에 대해 할 수 있는가 할 수 없는가를 구체적인 팔다리 동작과 관련지어 체크하고, 주위의 도움 없이 혼자의 힘으로 훈련을 계획하여 실시하되, 끈기 있게 반복하는 것이 중요하다.

이 경우, 식사한다는 동작을 생각했을 때, 우선은 젓가락과 숟가락을 스스로 들게 하는 것 그리고 그것으로 요리를 집거나 떠서 입으로 가져가는 일련의 동작을 할 수 있게 하는 것을 목표로 훈련한다.

그러나 이들 동작의 하나하나를 할 수 있도록 하는 것만이 훈련의 목표는 아니다. 훈련실에서 할 수 있는 동작을 실생활 속에서 해보는 것이 중요하다. 실제로 식사를 할 때는 훈련 때와는 달리 불편한 일이 생긴다. 그럴 때는 훈련실에서 다시 방법을 연구하며 훈련한다.

이것의 반복을 통해 자기가 가장 하기 쉬운 동작을 숙달하고, 매일의 생활 속에서 자연스럽게 하는 것이야말로 이 훈련의 최종 목표가 된다.

2. 급성기의 회복 훈련, 이렇게 하라

>>> 관절 운동은 경직되기 전부터

뇌졸중 발작을 일으킨 환자가 침대 위에서 팔이나 다리 또는 몸을 움직이지 않고 가만히 누워 있으면 전신의 모든 관절이 굳어져서 자유로운 동작을 취할 수 없게 된다. 이것을 경직이라고 부른다.

가령 팔을 쭉 편 상태에서 팔꿈치 관절이 경직되면 물건을 들 수도 음식물을 입으로 가져갈 수도 없다. 무릎 관절을 크게 구부린 상태에서 경직을 일으키면 걷는 것은 물론 양쪽 다리로 일어설 수도 없다.

그러므로 뇌졸중 발작 직후에도 안정에 의해 관절이 동작에 지장을 초래할 수 있는 형태로 경직, 변형하는 것을 미연에 방지하는 것이 중요하다. 다만, 증상에 따라 장애가 각각 다르므로 처음에는 기능 훈련사로부터 올바른 방법을 배우도록 한다.

경직을 막기 위한 방법의 기본은 몸이나 팔다리의 관절을 바르게 하는 것이다. 많은 관절들 중에서 경직을 일으키기 가장 쉽고, 심각한 후유증이 남는 것이 발목 관절이다. 특히, 발목 관절이 마비를 일으키면 발끝이 아래를 향한 채로 굳는다. 이 상태가 되면 막상 일어서려고 해도 발꿈치가 바닥에 닿지 않기 때문에 일어날 수가 없다.

이런 현상을 예방하려면 베개나 판자 등을 사용해서 발목을 직각으로 하고, 발 양옆에는 모래주머니를 놓아서 발 전체가 바깥

쪽으로 눕혀지지 않도록 한다. 또한 팔꿈치 관절을 가볍게 구부려 옆구리 아래에서 45도 정도 벌린 상태로, 손끝을 개킨 이불이나 베개를 이용해서 심장보다 약간 높은 위치에 놓이도록 하고, 그 손에는 타월이나 작은 공을 쥐어 주면 변형을 방지할 수 있다.

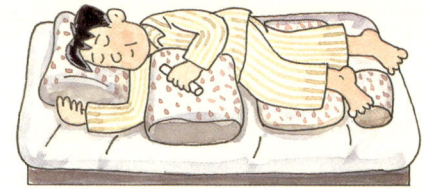

- 팔꿈치 관절을 가볍게 구부려 옆구리 아래에서 45도 정도 벌린 상태를 유지한다.
- 이때 베개 등을 이용해서 팔이 심장보다 약간 높은 위치에 놓이도록 한다.

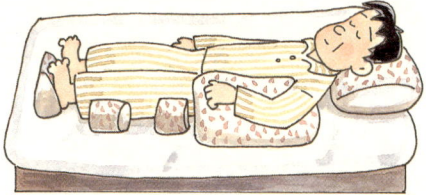

- 손에는 타월, 작은 공이나 막대기 등을 쥐어 준다.
- 베개 등을 이용해 발목을 직각으로 한다.
- 발 전체가 바깥쪽으로 눕혀지는 것을 막기 위해 발 양옆에 모래주머니를 놓는다.

>>> 먼저 환자를 생각하라

폐용성 증후군을 막으려면 몸을 움직이거나 단순한 운동이라도 매일 계속하는 것이 중요하다.

뇌졸중 발작 직후의 환자라도 의식이 있고 마비 같은 운동 장애가 없다면 자리에 누워 있더라도 팔다리를 얼마든지 천천히 움직일 수 있다.

마비가 있어서 스스로 움직일 수 없을 때는 간호사나 가족이 도와 준다. 이 경우 간호사나 가족은 경직을 일으키기 쉬운 환자의 발목 관절이나 팔꿈치나 어깨 관절 등에 특히 신경쓰고, 그 밖의 모든 관절에 대해서도 행한다.

단, 관절들은 해부학적 구조가 똑같지 않으므로 움직이는 방향과 범위가 각각 달라진다. 따라서 전문의로부터 환자의 어느 관절을 어떻게 움직여 주어야 좋은지에 대한 충분한 이해를 거친 후에 환자를 대하도록 한다. 아울러 간혹 마비된 쪽 팔다리에만 신경을 기울이는데, 건강한 쪽 팔다리 운동도 행해 주어야 균형잡힌 몸을 유지할 수 있다.

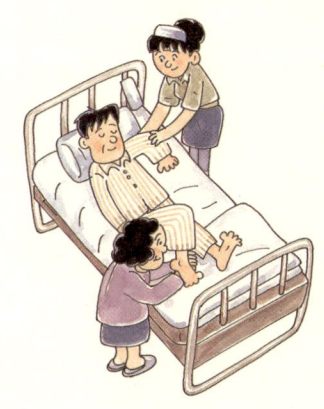

경직이 일어나기 쉬운 환자의 발목 관절이나 팔꿈치, 어깨 관절 등을 천천히 움직여 준다.

그러나 이 모든 것은 환자에게 통증 없이 이루어져야 한다. 환자의 관절을 함부로 움직이면 환자에게 고통을 줄 뿐 아니라 탈구나 골절을 일으킬지도 모른다. 전문가인 기능 훈련사로부터 지도를 받아 요령을 터득하는 것이 중요하다.

가족이 환자의 관절을 풀어 줄 경우 온도가 낮을 때나 아침에는 관절이 굳어 있으므로 무리해서 하지 않도록 한다. 이 경우 핫팩이나 증기타월로 관절을 따뜻하게 한 다음 행하는 방법도 있다. 아울러 환자의 반응을 보면서 천천히 하도록 한다. 환자가 아프지 않은 범위에서, 천천히 최대한 움직이는 것이 기본이다.

통증은 환자 외에는 아무도 모른다. 따라서 소리내어 환자의 상태를 확인하거나, 환자가 얼굴을 찡그리는 등 사소한 반응에도 주의하면서 행한다.

>>> 욕창 예방을 위한 체위 교환

뇌졸중 발작 후 의식 장애나 마비 등이 있어서, 스스로 돌아누울 수 없는 상태가 장기간 이어지면 욕창이 발생한다. 욕창이란 병상에 의해 압박되어 있기 때문에 혈액 순환이 나빠져 그 압박된 부분의 피부 조직이 썩는 것을 말한다.

처음에는 피부가 빨개지는 정도지만, 압박에 의해 혈액 순환이 되지 않는 상태가 길어지면 점점 보랏빛이 되면서 이윽고 물집이 생기고, 피부 표면이 벗겨지며 짓무른다.

그대로 방치하면 궤양이 형성되고, 세균에 감염되어 고름이 나오고, 심하면 뼈까지 보일 수 있다. 이와 같은 상태가 되면 쉽게 치료할 수 없으므로 서둘러 수술해야 한다.

욕창을 예방하려면 일정 부분에 가해진 압박을 해소시켜 주는 것이 제일이다. 이를 위해서는 압박을 완화시키는 무압 이불, 스펀지 같은 깔개를 이용하거나 욕창이 생기기 쉬운 뼈가 돌출해 있는 부분을 보호할 수 있는 장치를 사용해야 한다.

그러나 가장 중요한 것은 정기적으로 몸의 방향을 바꿔 주는 체위 교환이다. 체위 교환은 보통 2~3시간마다 행하는 것이 이상적이다. 위를 향해 누워 있는 자세를 오른쪽 혹은 왼쪽으로 돌려주어야 한다.

이때 마비가 있는 환자의 마비된 팔다리를 압박 상태에 있도록

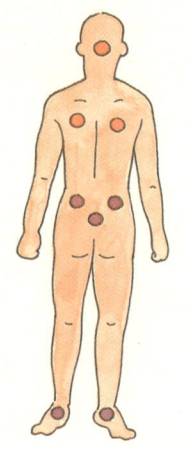

혈액 순환 장애로 인해 주요 부위에 욕창이 생길 수 있다.

해서는 안 된다. 체위를 바꾼 뒤에는 몸이 불안정해지지 않도록 이불이나 베개로 옆구리를 받쳐주고, 팔다리가 제대로 위치해 있는지 확인한다. 이 경우 압박을 받은 팔다리를 마사지해 줌으로써 혈액 순환을 원활하게 해주는 것도 좋은 방법이다.

마비된 팔다리를 압박된 상태로 두지 않도록 한다.

>>> 폐렴과 요로 감염증을 막자

욕창 예방을 목적으로 하는 체위 교환을 통해 흡인성 폐렴을 방지하는 효과도 기대할 수 있다.

흡인성 폐렴이란 본래는 입을 통해 식도로 보내는 연하 운동이 원활하게 행해지지 않기 때문에 삼킨 침과 가래, 입 속의 분비물, 음식물 찌꺼기 등이 기관 안으로 잘못 흘러 들어가, 그것이 원인이 되어 일어나는 폐렴을 말한다.

의식이 불분명한 상태이거나 혀나 목구멍이 마비되어 연하가 잘 되지 않으면 이 흡인성 폐렴을 합병할 위험이 있다. 이와 같은 흡인성 폐렴을 예방하기 위해서는 몸과 함께 얼굴 방향도 정기적으로 바꾸어 입 속에 침이나 가래 및 분비물이 고여 있지 않도록 하는 것이 중요하다. 또한 줄곧 누운 자세로 있으면 양치나 입 헹굼을 스스로 할 수 없으므로 면봉으로 닦아 주는 등 입 속을 늘 청결하게 유지해 주어야 한다.

흡인성 폐렴과 함께 요로 감염증도 뇌졸중에서 합병을 일으키기 쉬운 요인이다.

뇌졸중으로 배설 중추가 손상되면 소변이 잘 나오지 않거나 반대로 실금하는 등 배설이 원활하게 이루어지지 못한다. 급성기에

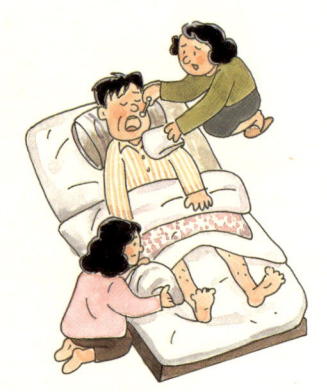

뇌졸중 환자의 흡인성 폐렴을 막기 위해서는 환자의 입 안을 청결하게 하고, 요로 감염증 예방을 위해 기저귀 등을 자주 갈아 주어야.

는 안정을 유지할 목적으로 배뇨를 돕기 위한 카테터를 요도를 통해 방광에 끼워 두는 경우도 있다. 하지만 이 상태가 길어지면 요로 감염의 원인이 되며, 이외에도 기저귀나 요강 등이 감염원이 될 수도 있다.

따라서 변기를 사용하더라도 간호사로부터 올바른 방법에 대해 지도받는 것이 합병증 예방을 위한 첫 걸음 중 하나이다. 그리고 가능하다면 배뇨 훈련을 반복하여 기저귀로부터 벗어나도록 도와야 한다.

3. 만성기 환자를 위한 회복 훈련

>>> 스스로 앉고 설 수 있도록

근육이나 뼈는 사용하지 않을수록 점점 쇠퇴하기 마련이다. 이와 같은 신체 기능 부전의 변화를 최소한으로 막기 위해서는 될 수 있으면 빨리 누운 자세에서 일어나 앉게 해야 한다. 또한 앉아 있기보다 서게 하는 것, 나아가 일어나 걷게 하는 것으로 활동을 넓혀 근육과 뼈를 움직이는 운동량을 늘려간다.

뇌졸중 발작 후 의식 장애 등 급성 증상이 개선되었으면 침대 위에서 일어나 그대로 앉아 있을 수 있도록 훈련을 개선한다. 처음 앉을 때는 보통 마비된 쪽으로 쓰러진다. 특히, 왼쪽 마비로 인해 시공간을 인식하는 능력이 없어져 왼쪽에 있는 것을 인식할 수 없을 때는 주의해야 한다. 이 시기는 발작 정도에 따라 다르기는 하지만 일반적으로 발작으로부터 1~2주일 후가 기준이 된다.

 아무리 건강한 사람이라도 일주일 동안 누워 있다 보면 몸이 경직되며, 체력이나 근력도 떨어진다. 그러므로 갑자기 스스로의 힘으로 일어나 앉으려고 하기보다는, 처음에는 등 부분을 올릴 수 있는 침대를 이용하거나, 베개나 이불 등에 기대는 것에서부터 시작해서 서서히 스스로 일어나 앉을 수 있도록 한다.

 마비가 없어서 손을 마음대로 쓸 수 있는 사람은 침대 난간에 끈을 달아서 그것을 잡아당기며 일어나는 것도 방법 중 하나이다. 앉아 있는 시간도 조금씩 늘려, 그 시간을 이용해서 식사를 하거나 머리를 빗거나 하면 손 운동에도 도움이 된다.

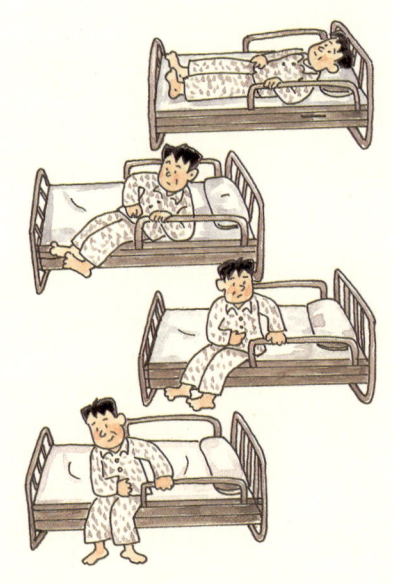

우선은 침대에서 스스로 일어나 앉을 수 있도록 한다.

한편, 반신불수가 되었다면 어깨가 마비된 쪽의 팔의 무게로 내려가거나 관절이 변형되거나 탈구될 수도 있다. 그러므로 삼각건으로 팔을 받쳐서 목에 매 주거나, 앉아 있을 때는 테이블 위에 팔을 놓게 하는 등의 대책도 잊지 말아야 한다.

>>> **침대에서 휠체어로 이동한다**

침대에서 일어나, 상당히 오랜 시간 체중의 균형을 유지하면서 앉아 있을 수 있다면, 다음에는 침대 끝에 걸터앉게 하는 훈련을 한다. 그 경우, 건강한 쪽의 침대 가장자리를 이용한다.

이때 균형을 잘 유지하려면 무릎을 90도로 굽혔을 때 내려진 양쪽 다리가 바닥에 닿을 수 있는 높이, 즉 침대 높이가 40~45cm쯤 되게 하는 것이 좋다. 몸을 휘청휘청 움직이지 않고 균형을 잡아 앉을 수 있다면, 침대 옆에서 일어나게 한다.

일어날 때 침대를 붙잡아도 괜찮지만, 일어선 자세에서는 오히려 그 손이 몸의 중심을 잡기 어렵게 한다. 천천히 손을 떼고 스스로의 힘으로 똑바로 서게 한다. 이렇게 해서 잘 설 수 있게 되었다면 그 뒤에는 조심스럽게 휠체어로 이동하게 한다.

뇌졸중의 후유증에서 회복기에 있는 환자가, 침대 위에서만 지내던 생활을 병실 주변 그리고 옥외로 빠른 시간에 행동 범위를 넓히는 데에는 휠체어가 강력한 보조 기구가 된다. 휠체어를 이용해서 옥외로 나가는 것은 환자에게 세상이 갑자기 넓어진 것 같은 느낌을 갖게 한다. 따라서 단순히 신체적인 면뿐 아니라 정신적인 면에서도 회복에 도움이 된다.

휠체어는 시트 높이를 침대 높이와 같게 해서, 침대를 향해 45도 위치에 두면 옮겨 앉기가 편하다. 이때 스토퍼를 확실히 고정시키는 것을 잊지 말아야 한다.

침대 옆에 똑바로 서서, 반신불수가 있는 사람은 마비가 없는 쪽 다리를 축으로 삼아 허리를 휠체어의 시트 쪽으로 회전시키면서 가만히 이동한다. 이때 허리가 뒤로 빠지면서 몸이 바르게 세워지지 않으면 자칫 넘어질 위험이 있으므로 조심해야 한다.

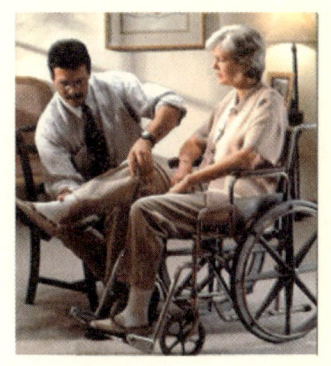

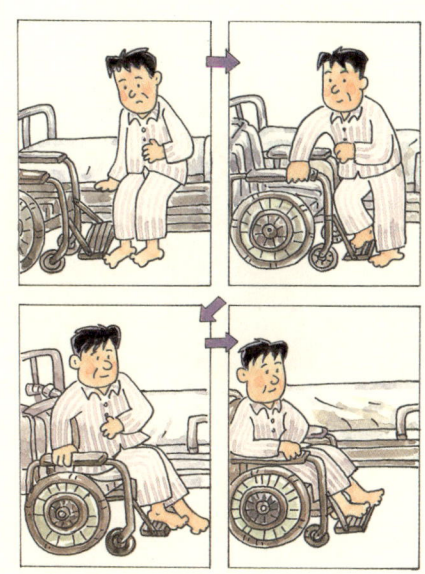

침대에서 휠체어로 이동하기

>>> 원활한 보행을 위한 노력을

휠체어로 이동할 수 있게 되었다면 이학 요법실로 가서 걷기 훈련을 시작한다. 이학 요법실은 팔다리 운동 훈련이나 동작 훈련

또는 온열 요법 등을 이학 요법사의 지도에 의해 행하는 훈련실이다.

보행 훈련은 반신불수의 유무나 그 정도, 환자의 증상이나 체력 등에 따라 각자 다르지만, 일반적으로 우선 혼자의 힘으로 균형을 잡으며 서는 것을 확인하고, 그런 다음 평행봉 내에서 붙잡고 걷기 훈련을 한다. 잡고 걸을 수 있다면 보행기를 이용하거나 지팡이를 짚고 걷기, 다음에는 혼자의 힘으로 걷는 쪽으로 단계적으로 나아간다.

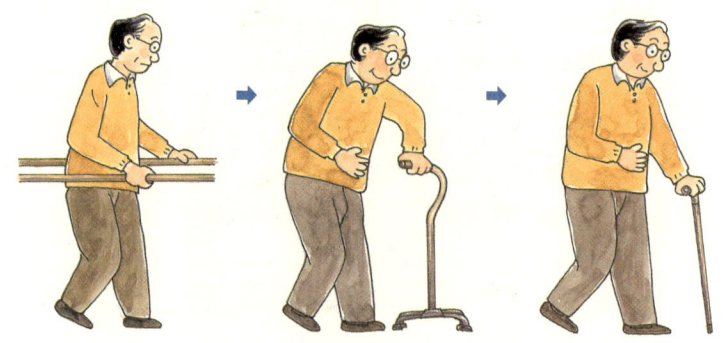

평행봉을 붙잡고 걷기   보행기를 이용하여 걷기   지팡이 짚고 걷기

반신불수가 있을 때는 마비가 있는 쪽 다리부터 앞으로 나오게 하고, 다음에 건강한 쪽 다리를 딛도록 한다. 지팡이를 사용할 때는 우선 지팡이를 앞으로 짚고, 이후 마비가 있는 다리, 건강한 다리의 순서로 진행한다. 보행 훈련은 평지를, 느려도 상관없으므로 자기 혼자의 힘으로 걸을 수 있는 것을 목표로 하며, 이것이 달성되었으면 다음에는 그 거리를 연장시켜 훈련한다.

한편, 퇴원해서 가정으로 돌아간 다음의 생활을 생각해서, 집안에서 혼자 자유롭게 이동하기 위해 필요한 동작에 대해서도 훈련한다. 자택에 있으면 집 안 어디나 한두 개쯤은 있는 문턱을 넘어서는 훈련 그리고 현관이나 욕실 등 출입구에는 그 문턱이 좀 더 높은 것을 생각해서, 약간 높은 곳으로 올라서고 내려서는 연습, 나아가 계단을 오르내리는 훈련도 행한다.

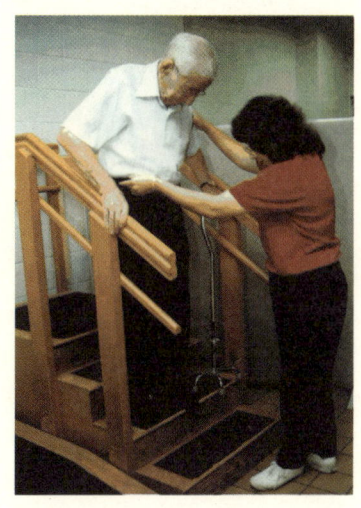

의학 요법실에서 계단 오르내리기를 연습 중인 환자

퇴원 후 누워지내는 것을 방지하기 위해서는, 비록 집안에만 있더라도 마음대로 이동하기 위한 훈련이 중요하다. 아울러 장애가 있는 환자가 생활하기 쉽도록 주거 구조를 미리 개선하는 것도 좋은 방법이다.

>>> 관절과 근육 회복을 위하여

　뇌졸중 회복기의 회복 훈련으로는 보통 보행을 목적으로 한 훈련과 병행해서, 혈액 순환을 좋아지게 해서 경직된 관절이나, 위축된 근육의 회복을 촉진할 목적으로 국소 마사지나 온열 요법 등 물리 요법을 행한다.

　물리 요법이란 말 그대로 광선이나 온냉, 전기, 수압 등 물리적 에너지를 이용해서 치료 효과를 높이고자 하는 것이다. 이 치료법에는 물 치료법, 광선 요법, 전기 요법, 초음파 요법, 온열 요법, 마사지 등이 있다.

　이 중에서 물리 요법은 운동 요법과 함께 이학 요법의 하나인 치료로서, 만성적인 통증이나 마비를 치료할 때 빼놓을 수 없는 치료법이다. 특히, 뇌 속의 시상부가 뇌졸중에 의해 장애를 받으면 마비된 쪽에 강한 통증이 이어진다. 이럴 경우 약과 함께 물리 요법을 행한다.

　물리 요법에 이어 뇌졸중 회복 훈련의 일환으로서 가장 널리 사용되는 것이 온열 요법이다. 온열 요법 중에서도 뇌졸중 후유증 치료를 위해서 파라핀욕과 핫팩이 많이 사용된다.

　파라핀에는 열전도가 낮고 열용량이 큰 특징이 있어서 몸 깊은 곳까지 데워 주는 효과를 기대할 수 있다. 50도 전후로 녹인 파라핀 속에 환부를 넣고, 파라핀 글러브를 만들어 환부를 덮는 방법으로, 보온 및 혈액 순환이나 신진대사를 촉진해서 치료 효과를 높인다. 핫팩도 열용량이 큰 가벼운 물질을 이용한 것이다.

　간편한 방법으로, 몸을 따뜻하게 하는 습포약도 널리 쓰이고 있다.

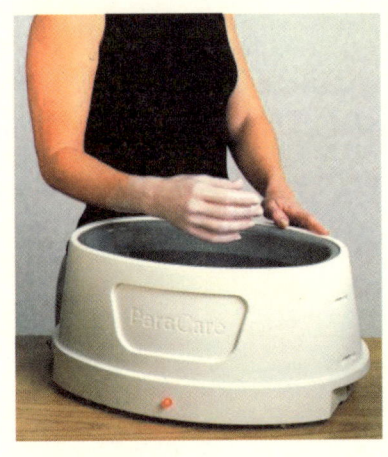
파라핀욕

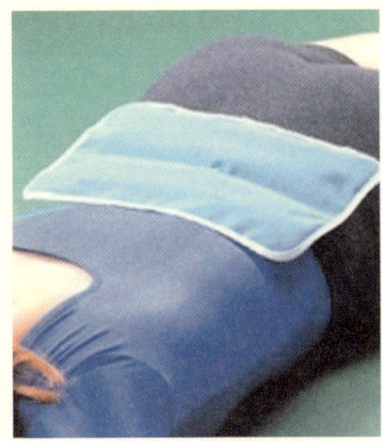
핫팩

　파라핀욕, 핫팩, 습포약 모두가 근육의 긴장을 완화시키거나 통증을 진정시키는 데 효과가 있으므로 움직임이 둔해진 손가락이나 팔, 팔꿈치 관절의 경직을 완화시키거나, 어깨와 허리 통증을 낮출 경우에도 사용한다.
　한편, 물의 온열 작용, 부력에 의한 작용, 수압에 의한 역학적 작용 혹은 온천처럼 탕 안에 함유되어 있는 성분으로부터 얻는 작용 등을 이용한 물 치료법도 곧잘 행한다.
　물 치료법에는 하버드 탱크에 의한 전신욕, 온수풀이나 대욕조에서의 수중 훈련 등이 있다. 물 속에서는 부력에 의해 마비되어 있는 팔다리의 운동이 쉽고, 수압을 이용해서 저항 운동을 할 수 있는 등의 효과와 더불어 온열 효과도 기대할 수 있다.
　하버드 탱크는 표주박 모양을 한 온수 탱크로서, 성인이 누운 자세로 팔다리를 벌리고 수중 훈련을 할 수 있도록 되어 있으므로, 앉는 자세를 취할 수 없는 환자에게 가장 좋은 방법이다. 최근에는 이 탱크에 기포나 수류 발생 장치를 설치해서, 마사지 효과를 기대할 수 있는 것도 있다.

이 밖에 저주파나 적외선, 초음파에 의한 전기, 광선 요법도 마비되어 있는 근육에 자극을 주거나, 근육의 긴장을 완화하거나, 순환을 촉진시킬 목적으로 사용할 수도 있다.

>>> 자연스러운 식사를 위하여

보행 훈련과 동시에 최저한의 신변 동작으로서 식사, 배설, 옷 갈아입기 등을 혼자의 힘으로 할 수 있도록 훈련한다.

먼저, 식사에 관하여 살펴보자. 혼자의 힘으로 식사를 할 때 문제되는 것은 식사 동작과 관련이 있다.

식사 동작의 경우, 스푼이나 포크를 들고, 그것으로 음식을 떠서, 흘리지 않고 입까지 가져가, 입에 넣는 4단계로 나뉜다. 팔에 마비가 있거나, 손으로 꽉 쥐는 힘이 약하거나, 팔꿈치·손목·손가락 관절이 경직되어 있으면 이 동작은 곤란하다. 회복 훈련에서는 이들 마비나 경직을 완화하고, 근육의 힘을 향상하는 치료를 행하는 것이 중요하다.

이와 병행해서 최근에는 손잡이 부분을 크게 만들어 들기 쉽도록 고안된 스푼이나 포크가 여러 가지 나와 있다. 따라서 장애의 종류나 정도에 맞는 것을 준비해서 그 사용법을 연습하되, 가능하면 이른 시기부터 침대 위에서도 혼자의 힘으로 식사할 수 있도록 한다.

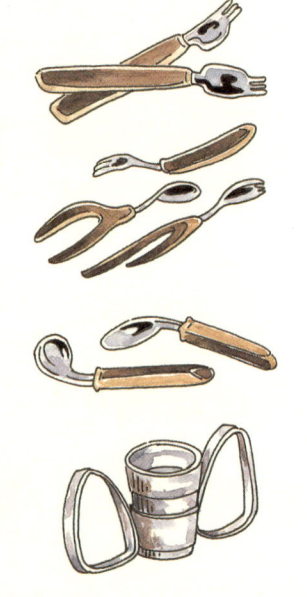

뇌졸중 환자의 자연스러운 식사를 돕기 위한 보조 기구들

연하의 경우는 어떨까? 입 속에 들어온 음식물을 삼키는 연하 기능 또한 여러 가지 형태로 장애를 받는다. 혀를 움직이기 어렵다, 말하기 어렵다, 붓기 쉽다, 입술 사이로 침이나 먹은 것이 흘러나온다, 삼키는 데 시간이 걸린다 등의 증상이 있을 때는 연하 장애가 있다고 생각해도 좋다.

이럴 때 계속 억지로 먹이면 입 속에 들어간 음식물의 일부가 기도로 들어가게 되어, 경우에 따라서는 폐렴이나 질식 같은 심각한 사태로 이어질 위험이 있다.

따라서 연하 장애가 후유증으로 남을 경우에는 코에서 위로 관을 삽입해서 영양액을 몸 속으로 넣어 주는 경관 급식을 행한다.

>>> 원활한 배뇨와 배변을

먹는 것과 마찬가지로 배뇨하거나 배변하는 것은 인간에게 일상적이고 자연스러운 행동이면서, 개인의 사생활에 깊이 관련된 행동이기도 하다. 그 때문에 반신불수 등으로 배뇨나 배변할 때 타인의 손을 빌지 않으면 안 되는 상태가 되었을 때는 누구나 수치스러워 하면서 하루 빨리 스스로 해결하고 싶어한다. 또 누운 자세로 배뇨하면 뱃속에 압력을 주기 힘들기 때문에 완전하게 배뇨되지 않고 방광 안에 오줌이 남아 방광염을 일으키기 쉽다. 배변도 뱃속에 압력을 주기 힘들어 변비가 되기 쉽다.

뇌졸중의 급성기가 지나면 상당히 심각한 반신불수가 되어 도저히 일어나지 못할 것으로 생각되었던 사람이라도 연습만 꾸준히 하면 일어나서 앉는 일도 적지 않다. 따라서 상부를 들어올릴 수 있는 침대나 이불 등을 이용해서 기대게 하면 좀 더 쉽게 앉을 수 있으므로, 앉은 자세에서 소변기나 변기를 사용할 수 있도록 훈련한다.

다음 단계는 배설 동작으로서, 앉은 자세로 침대 옆에 놓인 포터블 변기를 이용해서 스스로 용변을 마치게 하고, 뒤처리까지 할 수 있게 하는 것이 목표이다.

포터블 변기로 옮겨 앉을 때는 휠체어로 옮겨 앉을 때와 같은 요령으로 한다. 일단 침대 옆에서 일어나서 균형을 잘 잡도록 한 후에 변기에 앉는다. 이때 너무 서두르면 넘어지는 등 사고를 일으킬 수 있다. 침착하게 앉기 위해서는 배뇨, 배변 시간을 잘 계산해서 행동을 일찍 일으키도록 하는 것이 중요하다. 이것은 옷을 더럽히는 등 실수를 방지하는 길이기도 하다.

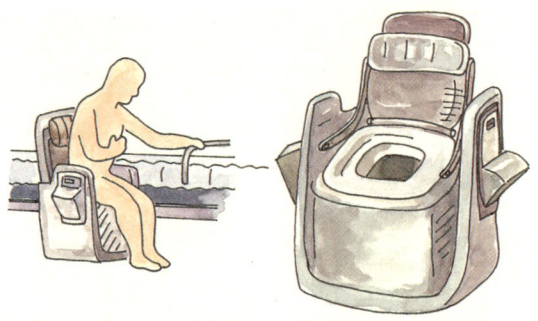

포터블 변기를 이용해서 스스로 배변을 할 수 있도록.

>>> 요실금 증상을 보인다면

요실금이 있을 때는 무조건 기저귀를 사용하는 방법으로 모든 것을 처리하려고 하기 쉽다. 그러나 요실금이라고 하더라도 언제나 찔끔찔끔 흘리는 사람이 있는가 하면 때때로 새어나오는 것 혹은 기침이나 재채기를 해서 뱃속에 압력이 가해졌을 때만 나오는 등 여러 가지이므로 그 대책도 다양해져야 한다. 더러는 약이나 수술에 의해 치료해야 하는 경우도 있다.

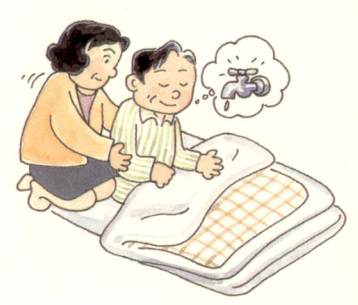

방광 훈련이나 일정 시간마다 배뇨를 시도하는 습관을 갖게 함으로써 흘리지 않고 배뇨할 수 있는 경우도 드물지 않다. 따라서 요실금이 있다고 해서 무조건 기저귀에만 의존하는 것은 삼가도록 한다. 아울러 실수하더라도 나무라지 말고 다음 번의 성공을 기대하며 격려할 일이다.

뇌졸중에서는 요폐라는 것이 있어서 오줌이 전혀 나오지 않거나 반사성 요실금을 일으키는 경우가 있다. 혹은 배뇨 중추는 정상으로 기능하고 있는데, 팔다리가 마비되어 있기 때문에 배뇨 행위가 때를 맞추지 못해 실금하는 경우도 적지 않다.

뇌졸중 환자에게 압도적으로 많은 것은 절박성 요실금으로, 이것은 요의는 있지만 요의를 느낀 즉시 이를 해소하고 싶어 화장실에 갈 때까지 참지 못하고 새어나오는 것을 말한다.

절박성 요실금에는 방광 훈련이 효과가 있다. 처음에는 1시간 정도의 짧은 간격으로 배뇨하도록 하고, 길게는 3시간까지 서서히 배뇨 시간을 연장해서 요의를 어느 일정 시간 동안 참을 수 있도록 훈련한다. 이 방법으로 70~80퍼센트의 절박성 요실금은 해결되며, 기저귀에서도 벗어날 수 있다.

훈련만으로는 효과가 없을 때는 염산옥시프치닌 등 방광의 수축을 억제하는 약을 사용하면 효과를 높일 수 있다.

>>> 혼자서 하는 일상생활 동작들

일상의 기본적인 동작으로 옷을 입고 벗기, 구두 신고 벗기, 세면, 머리 빗기 등 몸 매무새를 가다듬는 동작 하나하나를 혼자서 할 수 있도록 하는 것이 중요하다.

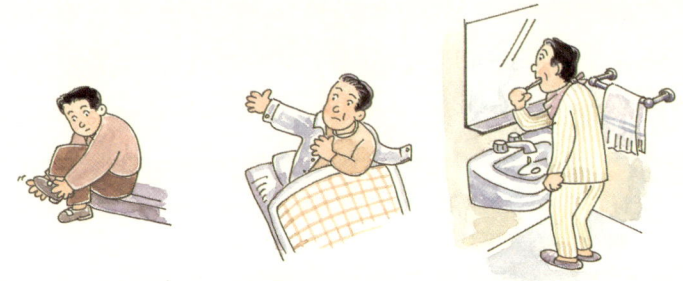

일상생활의 동작을 스스로 할 수 있도록.

반신불수가 있는 사람의 경우, 이른 시기부터 회복 훈련을 행함으로써 대체로 80퍼센트 가량은 혼자의 힘으로 걸을 수 있다. 하지만 마비를 일으킨 손가락이라면 예전처럼 기능을 회복하기가 쉬운 일이 아니다. 이 때문에 시간을 들여 끈기 있게 훈련한다고 해도 다시 사용할 수 있을 때까지 개선할 수 있는 것은 50퍼센트 정도이다.

보통 손가락의 훈련은 작업 요법사의 지도로, 나무토막 쌓기나 점토 공예나 목공으로 행한다. 이를 통해 환자 스스로 손가락을 사용하게 하는 것이 이 훈련의 목적이다. 따라서 매일 옷 갈아입기나 구두 신고 벗기, 세면 같은 몸을 단정히 하는 동작도 손가락 훈련이 된다.

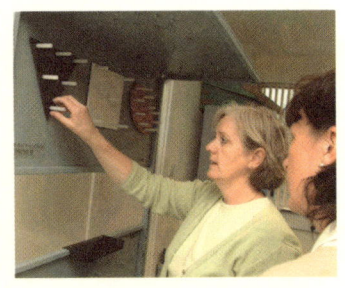

환자가 작업 요법사의 도움을 받아 회복 훈련 중이다.

몸을 단정히 하는 것은, 병으로 인해 우울하고 어두워지기 쉬운 기분을 명랑하고 진취적으로 바꾸어 주기 위한 마음의 회복 훈련과도 연관되므로 큰 효과가 있다.

입원 중이라고는 해도 긴장감 있는 생활을 보내기 위해서는 아침 일찍 일어나 간단한 동작으로 옷을 갈아입게 한다. 상의는 지퍼나 커다란 단추가 달린 앞여밈 옷을 준비하고, 바지와 함께 그것을 입고 벗는 훈련을 실시한다. 손가락 동작의 회복에 맞추어 양말이나 운동화 신기, 양치질, 세면, 남성이라면 면도 등 세밀한 동작으로 옮겨간다.

이와 같은 동작은 시간을 다툴 필요는 없다. 천천히 시간을 들여, 그 과정을 반복하면서 행하도록 한다.

>>> 다른 손을 적극 활용하라

다만, 손가락 훈련은 아무리 노력해도 완전히 회복할 수 있는 것은 절반 정도에 불과하다. 그 나머지는 여전히 기능 장애를 안고 있다.

손의 기능이 완전히 회복되지 못했다는 것을 알았을 때 환자의 쇼크는 매우 클 것이다. 특히, 연령이 아직 어린 사람이나 민첩한 손놀림을 토대로 일하던 환자라면 그 문제는 한층 더 심각해서 투병 의지마저 잃어버리는 일도 적지 않다. 그럴 때는 언제까지나 잃어버린 기능에만 얽매여 있을 것이 아니라, 어떻게든 남아 있는 기능을 살리는 쪽으로 기분을 바꿀 수 있도록 노력해야 할 것이다.

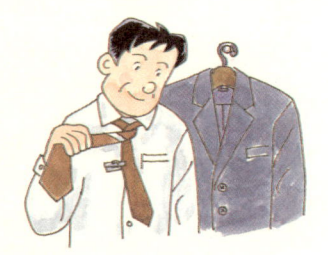

마비된 손에 불안해하기보다는 정상적인 손을 적극 활용하도록.

남은 기능을 최대한으로 살리는 방법으로서는 왼손잡이였는데 왼손이 마비되었다면 오른손을 잘 쓸 수 있게 하기 위한 훈련과 한쪽 손만 사용하는 동작에 익숙해지게 하는 훈련이 있다. 잘 드는 쪽 손이 마비되었을 때는 그 손을 바꾸는 훈련을, 마비된 손이 잘 드는 쪽 손이 아니었을 때는 바로 한 손 동작 훈련을 시작할 수 있다.

우리는 대부분이 오른손잡이이므로, 자잘한 생활 도구 대부분이 오른손잡이인 사람들이 사용하기 쉽게 만들어져 있다. 냉장고의 문도 왼쪽에서 오른쪽으로 열리고, 전자레인지의 스위치도 오른쪽에 붙어 있다. 이 때문에 오른손잡이인 사람이 왼손만 사용할 수 있도록 한다는 것은 매우 힘든 일이지만, 왼손을 사용하는 연습을 반복하면 시간이 걸리더라도 왼손에만 의지해 살아가는 데 익숙해진다.

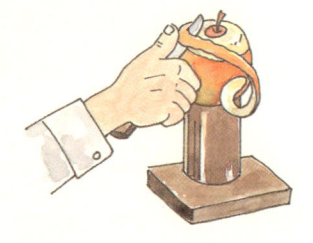

한 손으로 동작하는 것의 어려움은 받치거나 보조하는 기능을 잃어버리는 데 있다. 그러나 사과 껍질을 벗길 때는 사과를 고정하는 받침대가 있으면 어렵지 않듯이 손의 기능을 보조하거나 대신해 줄 도구가 최근에 많이 나와 있다. 그중에서 어떤 것을 이용할지는 작업 요법사와 상담하면서 정해서 훈련하면 상당한 동작까지 가능해진다.

>>> 실행증에서 벗어나는 훈련들

뇌졸중 환자 중에는 팔다리 마비 같은 운동 장애가 가벼운데도 불구하고 목적에 맞는 동작, 행위를 할 수 없는 경우가 있다. 이

전까지 할 수 있었던 행동을 잃어버렸다는 의미에서 이런 상태를 실행증이라고 부른다.

실행은 증상에 따라 몇 가지로 나뉘는데, 뇌졸중에서 잘 보여지는 것은 의도 실행과 착의 실행이다.

먼저, 의도 실행을 살펴보자. 이것은 일상적으로 사용했던 도구를 잘 사용하지 못하거나, 하나하나의 부분적인 행위는 할 수 있어도 그것을 일련의 행동으로 행하려면 순서가 생각나지 않는 탓에 할 수 없는 것을 말한다. 가령 식사를 하려면 손에 젓가락을 들고 그것으로 접시 위의 요리를 집어 입으로 가져가는 일련의 동작이 필요하다. 하지만 젓가락을 들면, 그것을 어떻게 사용해야 하는지 모르기 때문에 흔들어 보거나, 식탁을 두드려 보거나, 젓가락을 사용하지 않고 손으로 먹으려 하기도 한다.

실행증이 있다면 스스로 할 수 있을 때까지 반복해서 연습하도록 한다.

착의 실행은 옷의 상하나 겉과 안, 좌우를 구별하지 못하고, 팔을 넣거나 단추를 채우는 것을 몰라서 자기 혼자의 힘으로는 입을 수 없는 것을 말한다.

이처럼 실행증이 있으면 일상생활에 필요한 행위의 전부는 아니라도 그중 몇 가지는 할 수 없으므로, 그 할 수 없는 행위 하나 하나를 스스로 할 수 있을 때까지 반복해서 연습하도록 한다. 시간이 걸려도 초조해하지 말고, 끈기 있게 연습하는 동안에 혼자의 힘으로 입고 벗을 수 있게 된다.

한편, 지도하는 사람이 시범을 보여 주고, 그것을 흉내내어 하도록 하는 것도 좋은 방법이다.

>>> **인지불능증 극복을 위한 회복 훈련**

인지불능이란 시력, 청력 혹은 촉각 등 감각 장애가 없음에도 불구하고 대상을 인식할 수 없는 것을 말한다.

인지불능에는 물건을 보고 있으면서 그것이 무엇인지 이해하지 못하는데, 만져 보고서야 알게 되는 시각 인지불능, 잘 알고 있는 사람의 얼굴을 보면서도 누구인지 모르다가 말을 걸면 알게 되는 상모 인지불능, 대뇌의 장애가 있는 쪽과 반대쪽 공간에 있는 물건을 보지 못하고 무시하는 반측시공간 인지불능 등이 있다.

이 중에서 뇌졸중 환자들에게 빈도가 높은 것은 반측시공간 인지불능으로, 특히 좌반신 마비일 경우에 왼쪽에 있는 물건을 무시하는 경우가 자주 나타난다. 식사 중에 자기 앞에 있는 식사의 한쪽 요리는 깨닫지 못하거나, 그림이나 도형을 모사시키면 한쪽을 그리지 못하는 현상이 나타난다.

이와 같은 현상 때문에 인지불능증은 때로는 치매로 착각하기도 쉽다. 하지만 인지불능은 지능 장애에 의한 것이 아니므로 치

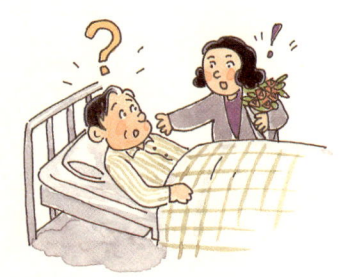

뇌졸중 후유증으로 인해 인지불능증에 걸릴 수도.

매와는 분명히 다르다. 인지불능증의 경우 뇌의 지적 기능은 유지되고 있으므로 주의 깊게 관찰하면 치매와 구별할 수 있다.

이와 같은 인지불능증의 치료 방법은 아직 충분한 정도는 아니지만, 대상의 인식이 그릇되어 있음을 자각하게 하고, 바르게 인식할 수 있도록 여러 가지 자극이나 정보를 주면서 훈련을 한다. 한 예로, 시각 인지불능으로 귤을 보고 있으면서도 모를 때는, 잃지 않고 남아 있는 촉각을 이용해서 귤이라는 것을 인식시키는 훈련을 반복적으로 행한다. 좌반신 마비인 뇌졸중 환자에게서 많이 보이는 반측시공간 인지불능에서는 식탁 왼쪽에 있는 요리로 주의를 돌리게 하는 것도 필요하다.

또한 보행할 때 왼쪽에 있는 물체와 잘 부딪치므로, 밖에 나가 걸을 때는 주의 깊게 말을 걸어서 도와 주거나, 집 안이라도 복도에 위험한 물건이나 깨지기 쉬운 물건을 두지 않도록 하는 주의가 요구된다.

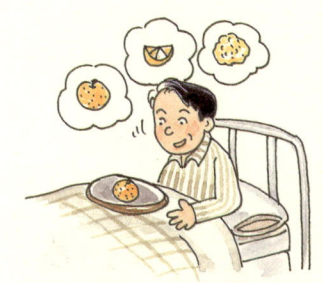

남아 있는 기능을 최대한 살려 재학습을 유도한다.

4. 언어를 되찾게 하려면

>>> 언어 장애의 원인을 찾자

뇌졸중의 후유증 중 하나로, 언어 표현을 마음대로 할 수 없는 경우가 있다. 이 언어 장애는 구체적인 장애에 따라서 실어증, 구음 장애, 음성 장애의 세 가지 타입이 있다.

먼저, 실어증이란 노래를 잊은 카나리아처럼 문자 그대로 언어 자체를 잊어버린 것으로, 대뇌의 언어 중추가 장애를 받으면서 중추 본래의 기능을 행할 수 없게 되어 일어난다.

언어 중추는 대부분 대뇌 좌반구에 있지만, 뇌에서 척수에 이르는 신경은 도중에 좌우가 교차해 있으므로 일반적으로는 우측 마비일 때 일어난다. 그 결과 상대가 하는 말을 흉내내어 말할 수는 있지만, 상대가 하는 말을 듣고 이해할 수도, 자기가 하고 싶은 말을 말로써 표현할 수도, 읽거나 쓰거나 할 수도 없게 된다.

구음 장애와 음성 장애는 언어 중추 자체에 이상은 없지만, 말을 하거나 발성을 담당하는 기관이나 신경이 장애를 일으켜 일어나는 언어 장애이다.

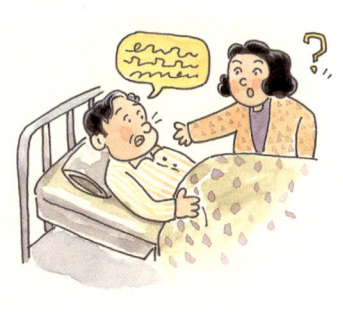

이 중 구음 장애는 혀가 돌아가지 않는 상태를 말한다. 입술이나 혀, 구개 등 구음 기관으로 가는 신경이 마비되어 근육이 자연스럽게 움직이지 못하기 때문에 말이 명료하지 못한 것이다. 혀가 마비되면 〔ㄹ〕 발음이, 입술이 마비되면 〔ㅍ〕 발음이 불분명해진다.

마비가 음성근이나 성대의 움직임을 지배하는 신경에 미치면 음성도 변해서 쉰 목소리를 내는데, 이처럼 음성을 내지 못하거나 말소리에 장애가 있는 등 소리를 내는 데 이상이 있는 것을 음성 장애라고 한다.

같은 언어 장애라도 그것이 일어난 원인이 무엇인가, 실어증, 구음 장애, 음성 장애 중 어디에 속하느냐, 증상은 어떤가에 따라 훈련 방법도 달라야 한다. 따라서 우선은 언어 장애가 어떤 종류인지 아는 것이 중요하다.

>>> **실어증은 말부터 떠올려라**

실어증은 말을 잃는다고 했지만, 실제로는 말이 생각나지 않거나, 말의 의미를 이해할 수 없기 때문에 잘못 말하고 있을 뿐 말을 전부 잊어버린 것은 아니다. 그러므로 가능하면 환자에게 말할 기회를 많이 주어서 잊고 있던 말이 생각나게 하고, 그것을 바르게 사용할 수 있도록 하는 훈련을 반복해야 한다.

다만, 실어증에도 여러 가지 종류가 있다. 좀처럼 말이 생각나지 않는가 하면, 의미는 이해하지만 그것을 말로 표현할 수 없거나, 말은 할 수 있어도 읽고 쓰기가 안 되는 경우, 말을 할 수 있지만 의미를 알 수 없는 말이 튀어나오는 등 증상은 여러 가지이다. 이런 이유로 본래 실어증의 개선을 목적으로 하는 훈련은 개개인의 증상에 맞추어 언어 요법사와 환자가 1 대 1로 행한다.

훈련 프로그램은 언어 요법사가 환자의 증상에 따라 만드는데, 그림 카드나 문자 카드, 실제 물품 등 여러 가지 교재를 사용하여 행해지고 있다. 이와 같은 교재를 사용해서 환자의 흥미를 유발하고, 이를 통해 언어를 사용할 기회를 갖도록 함으로써 적극적으로 말하게 하거나, 쓰거나 읽게 해서 말을 되찾게 한다.

훈련할 때는 짧은 말을 선택해서 한마디 한마디를 천천히, 분명하게 말하게 하고, 서둘지 않고 천천히 발음하도록 하는 것이 중요하다. 따라서 언어 요법사는 상당한 끈기를 필요로 하는 작업이다.

뇌졸중으로 언어 장애가 있는 사람에게 문자 카드를 사용해서 가르치는 장면을 볼 수 있다. 그러나 증상에 따라서는 이 문자 카

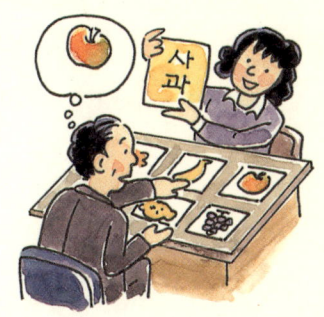

그림 카드 교재 교육

드라는 존재가 오히려 환자를 초조하게 하는 원인만 될 뿐 의사소통에는 도움이 되지 않을 때가 많다. 따라서 아무리 좋은 교재나 훌륭한 언어 요법사라도 환자의 상태와 장애 정도에 맞는 언어 회복 훈련이 요구된다.

>>> 천천히 분명한 발음을

실어증과는 달리, 구음 장애나 음성 장애의 경우 소리를 조립해서 발음하는 기능 혹은 발성하는 기능에 장애는 있어도, 언어 중추 자체는 정상으로 기능하고 있으므로 훈련은 실어증일 때처럼 어렵지 않다.

우선 바른 음을 내기 위해 천천히 크게 심호흡을 하고, 소리의 토대가 되는 숨을 내쉬는 법, 즉 호흡을 가다듬는 것부터 시작한다. 이때 풍선을 불거나 촛불을 불어서 끄거나 나팔을 불게 하는 방법이 호흡 조절에 도움이 된다.

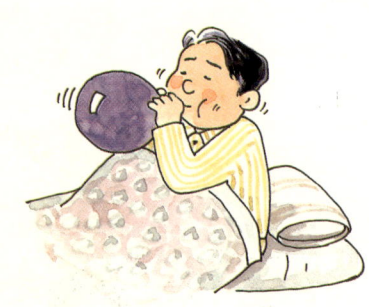

풍선 등을 불게 해서 호흡을 조절

다음에 한글 문자 카드를 사용해서 천천히 "가, 갸, 거, 겨, ……" 하고 천천히 음독하면서 발음 훈련을 행한다. 이렇게 해서 바르게 발음할 수 있다면 간단한 단어 카드를 사용해서 그것을 음독하도록 한다. 그것이 가능해졌으면 짧은 문장으로 들어가는 등 단계적으로 진행한다.

만약 혀나 입술 등 구음 기관에 마비가 있을 때는, 음독에 의한 발음 연습과 병행해서 팔다리에 마비가 있을 때처럼 혀와 입술을 움직이는 연습을 반복적으로 행함으로써 혀와 입술이 자연스럽게 움직일 수 있도록 훈련한다.

동시에 자신 없어 하는 음을 제대로 소리낼 수 있도록, [ㄹ] 발음이 안 될 때는 이 음이 들어 있는 단어 카드를 많이 준비해서 집중적으로 그것을 음독할 수 있게 훈련하는 것이 필요하다. 이것은 실어증의 경우에도 마찬가지인데, 언어 회복 훈련의 효과에는 환자 본인의 노력도 중요하지만, 들어주는 사람의 자세가 큰 영향을 미친다.

환자가 말을 하기 전에 의도를 느끼고 대신 말하거나, 알아듣기 힘든데도 알아들은 척하는 일이 없도록 끈기 있게 잘 들어주는 것이 중요하다. 이처럼 언어 회복 훈련은 서로의 성의와 노력이 요구되는 훈련이다.

5. 의지할 수 있는 대상을 구하라

>>> 봉사 요원의 도움을 받자

병원에서의 회복 훈련을 충분히 마쳤다면 이후부터는 퇴원 후의 생활을 생각하지 않으면 안 된다. 뇌졸중 환자들 중에는 퇴원하는 즉시 병에 걸리기 이전에 다녔던 직장에 복귀할 수 있는 사람이 있는가 하면, 후유증 때문에 다른 직업을 찾아야 하는 사람도 있다. 직장에 복귀하기가 어려운 상태로 좀 더 요양 생활을 계속해야 할 경우라면 돌아갈 장소, 즉 집으로 갈 것인가 혹은 요양 시설로 옮길 것인지를 선택해야 한다.

입원 중 혹은 퇴원 후의 치료도 보험으로 처리되지만, 환자의 수입으로 그의 가정을 지탱해야 할 경우에는 환자는 물론 가족이나 친척도 발병 전과는 달리 부담을 가지고 생활하지 않으면 안 될 것이다.

이와 같은 퇴원 후의 생활을 구체적으로 계획하는 데 주치의와 함께 좋은 상담 역할을 해주는 전문가가 바로 의료 봉사 요원이다. 그런데 이들의 중요성에 대해서는 아직까지 제대로 알려지지 못하고 있다. 시설에 따라서는 그들을 일반 사무원으로서 취급되는 곳도 적지 않다.

그러나 사회 복귀를 최종 목표로 하는 회복 훈련에 있어서는, 의료 봉사 요원은 매우 중요한 역할을 담당한다. 의료 봉사 요원들은 충분한 전문 지식을 지니고 있으며, 환자를 의료 기관에서 벗어나 충분한 사회생활을 누릴 수 있도록 하는 데 큰 도움을 준다. 그들은 각 지역 사회에 있는 의료·보건·복지 시설 등 사회 자원이나 사회 복지 서비스 같은 정보에 정통해 있으므로 후유증을 가진 환자나 그 가족이 필요로 하는 여러 가지 문제에 도움을 줄 수 있다.

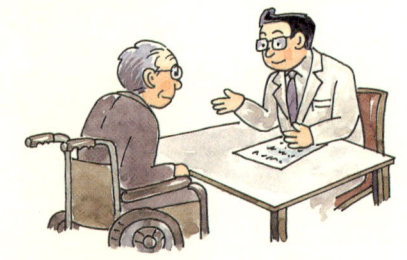

환자의 원활한 사회 복귀를 위하여 의료 봉사 요원의 도움을 받자.

>>> 보조 기구가 필요하다면

뇌졸중의 후유증으로, 아무리 열심히 훈련해도 지팡이를 사용한 보행조차 곤란한 탓에 이동할 때 휠체어를 이용할 수밖에 없는 경우도 있다. 혹은 무릎이나 발목, 팔꿈치나 손목 관절에 경직 등에 의한 변형이 있을 때는 그 변형을 교정하기 위해 전용 장치가 필요할 때도 있다.

그렇다고 해서 스스로 휠체어나 전용 장치를 구입해서는 안 된다. 먼저, 전문의로부터 자신의 몸 상태와 회복 정도를 종합적으로 상담한 뒤에 결정하도록 한다. 그런 다음에 자신의 체중을 충분히 받쳐줄 만큼 강하며, 장애의 종류나 정도에 따라 상응하는 보조 기구가 필요하다고 판단될 때 그에 맞는 것을 이학 요법사 또는 전문 기술자에게 도움을 구하도록 한다.

　주문 제작을 통한 여러 가지 보조 기구 혹은 휠체어를 구입하면 그에 따른 비용도 신경 쓰일 것이다. 다행히 이동에 편리한 휠체어를 포함해서, 이들 장치가 치료용이라는 것이 인정되면 의료 보험 혜택을 받을 수 있다. 또한 신체장애자 수첩을 신청해서 그것이 교부된 시점에서 보조 기구에 대한 급여를 신청할 수도 있다.

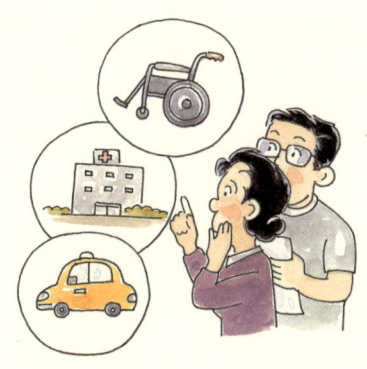

6

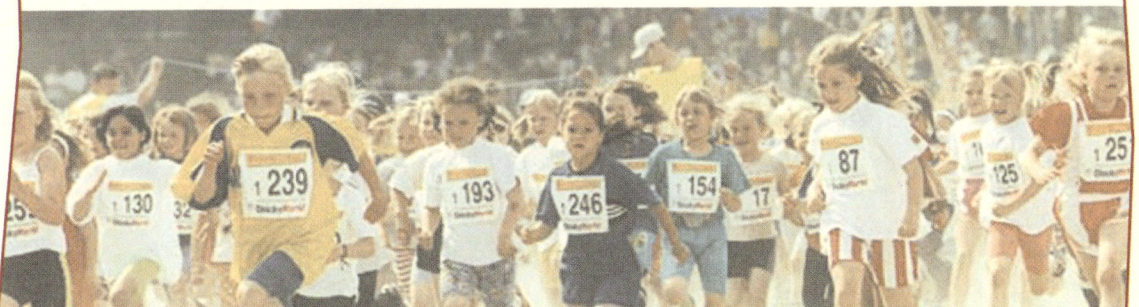

내 몸은 내가 지킨다

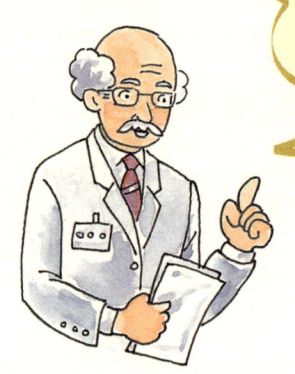

고혈압·비만·콜레스테롤·흡연·커피 등은 뇌졸중의 가장 중요한 위험 인자이다. 따라서 평소에 철저한 자기 관리가 필요하다.

1. 먹는 데에도 방법이 있다

>>> 고혈압, 염분부터 줄여라

고혈압은 뇌졸중의 가장 중요한 위험 인자로, 염분의 지나친 섭취가 고혈압의 악화에 밀접한 관련이 있다. 이와 같은 이유로 고혈압의 예방에는 염분 섭취의 감소가 가장 중요하다. 이미 고혈압으로 판정받은 사람이라면 염분의 섭취량을 경증(확장기 혈압이 90~104)이라면 10g 이하, 중간증(105~114)이라면 7g, 중증(115 이상)에서는 5~6g 이하로 줄여야 한다.

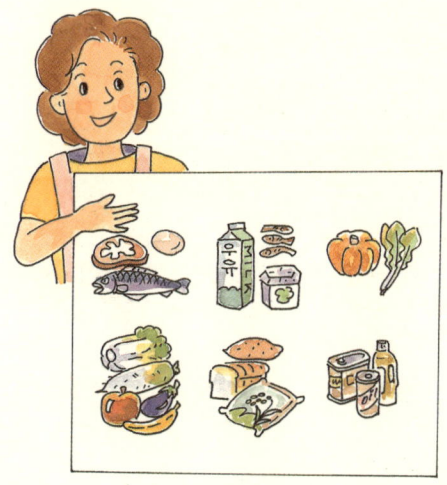

영양의 균형에 주의하자.

염분을 줄이기 위해서는 소재가 갖고 있는 맛을 살려 향신료나 식초로 조미하는 것도 저염 식이를 위한 요령이다.

저염 식이를 계속하는 동안에 의외로 함정이 될 수 있는 것이

외식이다. 외식을 자주 하면 그것만으로도 4~7g의 염분을 섭취하게 된다. 특히 돈가스나 라면 등 면류, 전골 등에는 감추어진 염분이 상당히 함유되어 있다. 가공 식품도 우리가 모르는 사이에 섭취하는 염분의 양이 상당히 많으므로 절임과 장아찌, 햄, 치즈, 건어물, 인스턴트 식품이나 냉동 식품도 가능하면 적게 먹는 것이 좋다.

최근에는 염도를 줄인 간장·된장 등 저염 식품이 많이 시판되고 있으므로 이것을 이용하는 것도 좋은 방법이다.

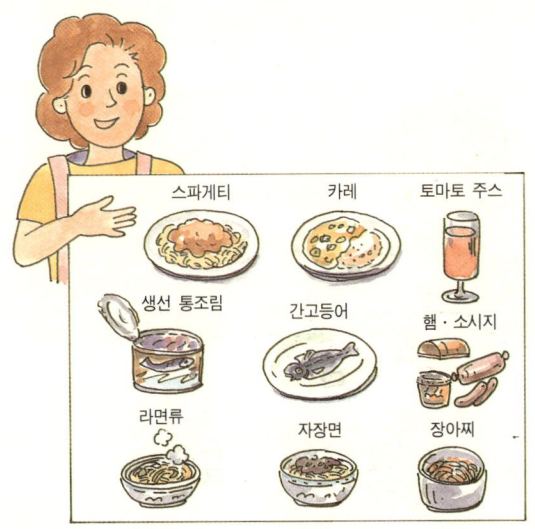

조심해야 할 염분 과다 식품들

>>> 식사 습관이 비만을 키운다

비만은 고혈압, 동맥경화, 당뇨병, 고지혈증, 협심증, 심근경색, 지방간 모두에 큰 적이다. 비만은 몸을 움직임으로써 소비하는 열량보다 식사나 간식, 알코올 등으로 섭취하는 열량이 많기 때문에 일어난다. 그 남은 열량이 체내에 지방으로 축적되는 것이므로, 비만 치료의 시작은 섭취하는 열량을 줄이고 소비하는 열량을 늘리는 데 있다.

비만한 사람의 식사 행동을 조사해 보면 공통적으로 "배부르도록 먹지 않으면 포만감이 없다"면서 포만감을 구하는 사람이 많고, 굶다가도 한꺼번에 잔뜩 먹는 경우, 하루 2식, 불규칙한 식사 시간, 저녁 식사 시간이 늦거나, 과자·케이크·주스 등을 좋아해서 간식으로 먹거나 양식과 중국 음식을 좋아하거나 늘 술을 마시는 등 살찌기 쉬운 식사 습관을 갖고 있다.

이와 같이 무의식중에 섭취하는 열량을 과잉으로 만들고 있는 식사 습관을 갖고 있지 않은지 잘 체크해 보고, 해당하는 것이 있다면 우선 그것을 개선하도록 한다.

비만의 악화를 방지하고, 효과적으로 감량하기 위해서는 섭취 열량을 어느 정도까지 줄이면 좋은가? 그것은 사람들 각자의 비만 정도나 체격, 성별, 연령, 업무·운동 등 하루 활동량 등에 의해 달라진다. 더구나 감량을 위해서라는 이유로 영양의 균형을 무너뜨려서는 안 되므로 우선 당분이 들어 있는 물질이나 동물성 지방을 줄이고, 지방은 식물성으로 최소량만 섭취할 것, 알코올 음료를 줄일 것 등 이 세 가지를 엄수하기만 해도 섭취하는 열량을 상당히 억제할 수 있다.

또한 조리 방법을 조금만 바꾸어도 비만을 상당히 줄일 수 있다. 물론 재료를 선택하는 단계에서도 무엇보다 먼저 저칼로리인 것을 택하도록 한다.

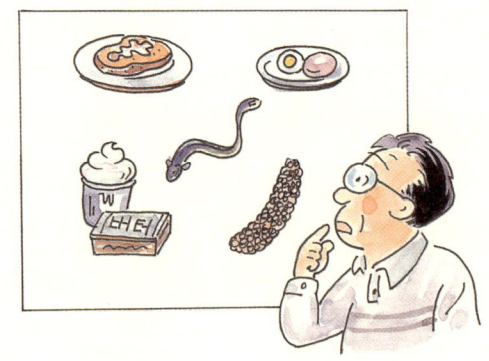

고콜레스테롤 식품

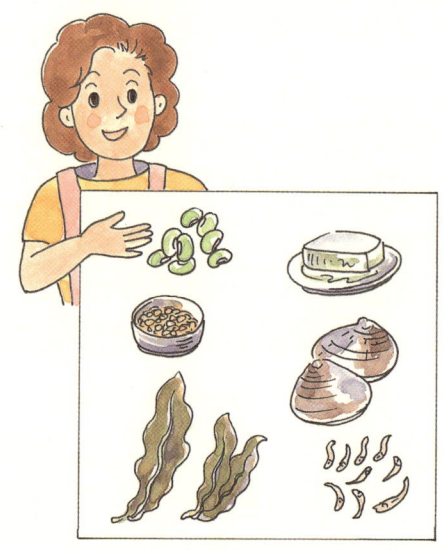

저콜레스테롤 식품

>>> 콜레스테롤, 이것을 먹자

콜레스테롤은 몸에 필요불가결한 물질로, 지방을 소화하는 데 필요한 담즙산 뿐만 아니라 부신피질 호르몬이나 남성호르몬, 여성호르몬 등을 만든다. 또한 콜레스테롤이 많은 고기나 달걀에는 양질의 단백질이 많은 것만은 확실하다. 따라서 콜레스테롤이 너무 적다는 것은 동시에 저단백이 될 수도 있다.

옛날처럼 빈약한 식사에서는 저콜레스테롤, 저단백이 종종 보였다. 저단백으로 혈관이 약해져서 염분의 과잉 섭취에서 오는 고혈압에 의해 뇌출혈이 자주 발생했다. 그러나 최근에는 한국인의 식생활이 향상되었고, 오히려 고콜레스테롤 문제가 제기되고 있다. 그러나 아직까지 구미에 비해서는 낮으며, 육류에 의지하는 구미와 생선을 많이 섭취하는 한국은 달라서 유익한 HDL 콜레스테롤 수치는 서구인보다 한국인 쪽이 많은 것이 사실이다.

단백질을 함유한 식품은 많이 있지만, 영양학적으로 생각하면 필수아미노산을 균형적으로 함유하고 있는 식품을 섭취하는 것이 좋다. 달걀·우유·돼지고기·어류 같은 동물성 단백질이 그것에 해당한다.

다만, 달걀이나 명란, 연어알 등 생선의 알, 버터, 크림, 육류의 지방 부분처럼 콜레스테롤을 상당히 많이 함유한 식품은 문제가 있다. 반대로 '밭에서 나는 고기'라고 일컬어지는 콩·청국장·두부 등 대두 식품이나 어패류를 많이 섭취하는 것은 몸에 매우 이롭다. 아울러 지방이 적은 붉은 살코기나 닭고기도 좋다.

>>> **지방 섭취를 위한 요령**

콜레스테롤 중에는 동맥경화를 촉진하는 것과 억제하는 것이 있다. 동맥경화를 촉진하는 것은 대형으로 저밀도지단백(LDL)이며, 억제하는 것은 소형으로 고밀도지단백(HDL)으로 알려져 있다.

음식물에 함유된 지방에는 상온에서 고형이 되는 포화지방산과 상온에서 액상이 되는 불포화지방산 두 가지가 있다. 이 중 혈액 속의 LDL 콜레스테롤 수치를 늘리는 것은 버터, 라드, 지방질이 많은 쇠고기 등 동물성 지방에 많이 함유된 포화지방산이다.

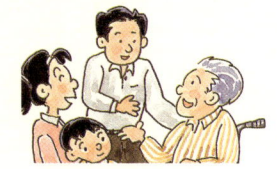

불포화지방산에는 혈액 속의 콜레스테롤을 증가시켜 경색을 예방하는 작용이 있다. 특히, 식물유에 함유된 리놀산이나 리놀렌산, 등푸른생선의 기름에 함유된 EPA나 DHA는 이 작용이 강한 것으로 알려져 있다.

지방은 특히 포화지방산을 줄이고, 불포화지방산이 많은 식물유나 생선의 지방으로부터 섭취하면 좋다. 그러나 불포화지방산이 산화하면 과산화지질이 증가할 우려가 있다.

과산화지질은 세포를 손상시켜 암이나 심장병 등의 발병을 촉진한다. 이와 같은 폐해를 피하기 위해서도 식물성 지방에만 치우치는 것은 피하고, 식물성 지방과 동물성 지방의 비율이 2 대 1이 되도록 양쪽을 균형 있게 섭취하는 것이 중요하다.

또한 오래된 식물유는 산화해 있으므로 사용하지 않도록 한다. 가령 튀김기름은 냉암소에 보존하고, 튀김을 한 다음의 기름은 다시 사용하지 않는 것이 바람직하다.

>>> 칼륨을 적극적으로 섭취하자

칼륨이나 철·아연·마그네슘 같은 미네랄은 우리가 살아가기 위해서는 미량이라도 반드시 필요하다. 게다가 모두가 몸 속에서 만들어질 수 없으므로 식사로부터 섭취하지 않으면 안 된다.

각종 미네랄 중에서도 뇌졸중, 고혈압과 관계가 있는 것은 칼륨이다. 칼륨에는 염분의 성분인 나트륨을 소변 속으로 배설시키는 작용이 있다. 즉 혈압의 상승 인자인 여분의 나트륨을 소변과 함께 체외로 배설해서, 혈압이 상승하는 것을 억제하는 강압 작용을 한다.

신장의 기능이 현저하게 약하다면 신장에서 칼륨이 잘 배설되지 않기 때문에 칼륨을 많이 섭취하면 고칼륨 혈증에 걸리기 쉬워지는 문제가 발생한다. 그러나 신장이 정상으로 기능하는 한 여분의 칼륨은 소변 속으로 배설되므로 걱정하지 않아도 된다. 따라서 고혈압이라면 칼륨이 많이 함유된 식품을 적극적으로 섭취하는 것이 좋다.

칼륨은 주식으로 먹는 곡류에는 물론 반찬으로 먹는 육류나 어류를 비롯해서 야채나 해조류, 버섯류, 과일에도 많이 함유되어 있다.

곡류나 육류, 어류를 많이 섭취해서 칼륨 섭취량을 늘리는 데는 열량이나 지방 등의 문제가 관계하고 있는 만큼 한계가 있다. 이와는 달리 야채나 해조류, 버섯류는 상당량을 부담 없이 섭취할 수 있으므로 가능하면 매 끼니 때마다 거르지 않고 섭취하는 것이 좋다.

한편, 칼륨은 건포도나 건매실, 건자두에도 많이 함유되어 있으므로 가벼운 간식으로 먹는 것도 좋다.

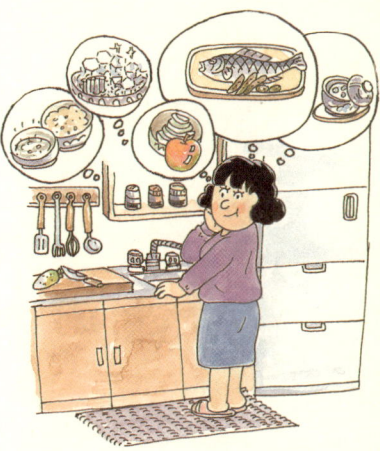

곡류, 과일, 어류, 해조류 등으로 칼륨을 적극적으로 섭취하자.

>>> 식물성 섬유로 콜레스테롤을 내린다

음식물에 함유되어 있는 섬유질, 즉 식물성 섬유는 저칼로리 식품으로 유명하다. 식물성 섬유는 에너지가 낮을 뿐만 아니라 위 속에 들어가면 수분을 흡수해서 팽창, 포만감을 가져다 준다. 따라서 비만 예방을 위해서는 식물성섬유가 많은 식품을 적극 활용하면 좋다.

또한 식물성 섬유는 물에 녹는 수용성과 물에 녹지 않는 불수용성 두 가지로 나뉘는데, 이 중에서 수용성 식물 섬유에는 우리 몸에 유익한 작용이 있으므로 자주 섭취하도록 한다.

수용성 식물 섬유는 장에서의 콜레스테롤이나 중성지방 및 당의 흡수를 방지하며, 혈액 속의 콜레스테롤이나 혈당을 낮추는 역할을 한다. 이 때문에 당뇨병이나 고지혈증의 개선에도 도움이 된다. 더욱이 장에서 나트륨과도 결합해서 그 흡수를 방지하는 작용이 있으므로, 염분의 과잉 섭취에 의한 고혈압의 진행을 방지하는 데 효과가 있다.

최근에는 곤약(구약나물의 줄기를 가루내어 만든 식품), 만난이나 파이버 드링크 같은 식물성 섬유가 든 건강 식품이나 건강 음료가 많이 시판되고 있다. 그런데 식물성 섬유의 섭취를 이런 것에 너무 의존하면 비타민이나 미네랄 등 미량 영양소의 흡수에 방해를 받을 수 있다.

따라서 식물성 섬유는 가능하면 식사를 통해 섭취해야 하며, 이를 많이 함유한 녹황색 야채나 해조류, 버섯류, 콩류 등을 적극적으로 이용하도록 한다. 또한 식품에 함유되어 있는 식물성 섬유의 경우 삶은 콩의 함유량은 7.1퍼센트인데 두부로 가공하면 0.6퍼센트로 낮아진다.

따라서 가공 식품이나 인스턴트 식품의 이용은 최대한 줄이고, 가능하다면 자연에 가까운 상태의 식품을 먹는다면 보다 많은 식물성 섬유를 섭취할 수 있다.

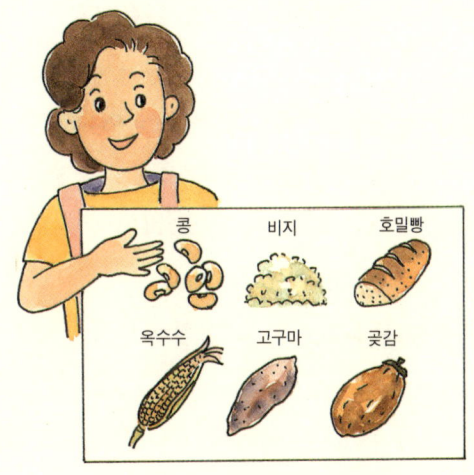

식물성 섬유가 많이 함유된 식품

>>> 적당한 수분 섭취로 뇌경색 예방을

뇌경색의 재발을 예방하려면 수분 섭취에도 신경써야 한다. 어른의 경우에 체중의 약 60~70퍼센트가 수분으로 채워져 있듯이, 몸을 구성하는 성분 중에서 물은 산소 다음으로 중요한 물질이다.

세포 안이나 세포 사이, 혈액 속에 있는 수분의 20퍼센트를 잃으면 그것만으로도 죽음을 맞을 수 있다. 특히, 뇌경색으로 반신불수 등의 후유증이 있는데, 화장실에 가는 것이 귀찮다는 이유로 수분 섭취를 의식적으로 제한하면 그 결과 혈전이 만들어 지기 쉬워진다.

수분을 너무 제한했기 때문에 탈수 현상을 일으키면 혈액도 짙어져서 굳어지기 쉽고, 이것은 결국 혈전으로 이어진다. 고령자는 체내의 수분이 적어서 탈수 상태가 되기 쉬우므로 각별한 주의가 요구된다.

음료수로서 섭취해야 할 수분의 필요량은 오줌이나 변이나 땀, 호흡 등에 의해 몸에서 빠져 나가는 수분과 음식물에 함유되어서 들어오는 수분의 균형으로서 정해진다. 보통 하루에 몸에서 배설되는 수분은 2~2.5 l, 음식물로부터 섭취하는 수분은 약 1 l 정도이므로, 1~1.5 l 정도는 음료수로서 섭취해야만 균형을 유지할 수 있다.

탈수를 예방하려면 오이 등 수분을 많이 함유한 야채나 과일을 많이 섭취함과 동시에, 하루 몇 번은 약간 큰 컵으로 물을 한 잔씩 마셔야 한다. 수분은 물뿐 아니라 청량음료도 좋지만, 당분이나 염분이 많이 함유되어 있는 것은 피하는 것이 좋다.

우리의 몸은 수분이 부족하면 뇌의 중추에서 목이 마르다고 느끼고, 수분을 서둘러 섭취할 것을 재촉해서 탈수에 빠지지 않게 한다. 따라서 목이 마르다고 느낄 때는 곧바로 수분을 섭취해야 한다.

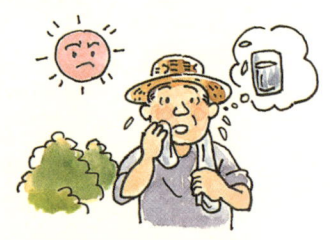

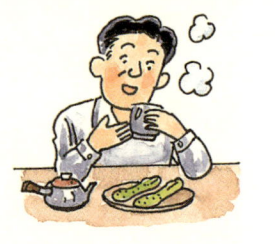

적당한 수분 섭취는 뇌경색의 재발을 예방한다.

2. 잘못된 생활은 즉시 바꿔라

>>> 약이 되는 술, 독이 되는 술

"적당한 양의 음주는 백약의 으뜸"이라고 한다. 그 적당한 양은 개인의 체격이나 체질, 컨디션 등에 의해 달라지지만, 알코올량으로서는 30g 내외, 맥주라면 큰 병으로 2병 이내가 된다. 이 범위 내에서 적당하게 술을 마시면 알코올이 갖고 있는 유익한 HDL 콜레스테롤 수치를 늘리는 작용과 스트레스 발산 작용, 나아가 숙면 작용 등을 높일 수 있다. 그러므로 주치의의 허가가 있다면 적당한 양의 알코올도 즐길 수 있다.

알코올은 순알코올의 1g이 약 7kcal다. 이 중 몸 속에서 에너지로서 이용되는 것은 약 5kcal로, 단백질과 당질이 4kcal라는 것을 보면 역시 술은 고칼로리 음료이다. 동시에 알코올에는 식욕 증진 작용이 있으므로 술을 마시면 식사량도 증가한다. 심야의 음식점을 들여다보면 놀라울 정도로 많은 손님으로 북적대는 것을 볼 수 있다. 이들 중에는 집에 돌아와서도 야식을 먹는 사람이 의외로 많다. 이런 면으로 봐서도 알코올이 비만, 당뇨병을 진행시키는 원인 중 하나임을 알 수 있다.

한편, 알코올에는 습관성이 있다. 그 때문에 마셔서는 안 될 질병을 지녔으면서도 마시는 알코올 의존증이라는 문제가 생기기도 한다. 따라서 자신의 이제까지의 음주 습관을 돌아보고, 성격적으로 적당히 마시지 못하는 사람이라면 뇌졸중의 위험을 깨닫고 과감히 끊기를 권한다.

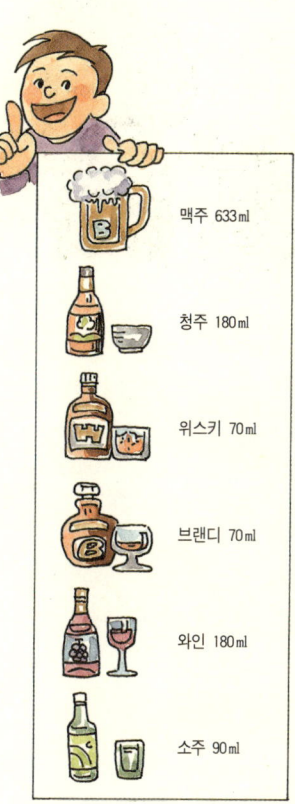

일일 알코올 적당량

맥주 633㎖
청주 180㎖
위스키 70㎖
브랜디 70㎖
와인 180㎖
소주 90㎖

>>> 담배는 단호히 끊는 것이 최선

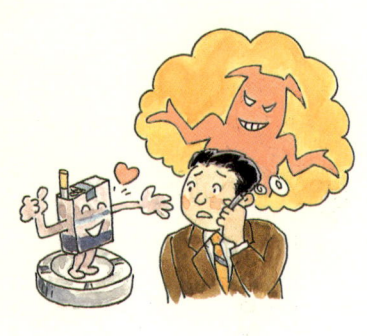

담배가 백해무익하다는 것은 누구나 아는 사실이다. 더구나 담배로 인한 각종 질병 유발은 두말할 필요도 없다. 최근에는 건강에 대한 악영향을 줄이기 위해 타르나 니코틴 함유량을 줄인 담배가 팔리고 있기도 하다.

그러나 아무리 니코틴이나 타르의 양을 줄이더라도 담배를 피울 때 나오는 일산화탄소의 영향은 절대 피할 수 없다. 따라서 담배는 단호하게 끊는 것이 제일이다.

금연을 위해서는 본인의 강한 의지와 흡연이 가져오는 폐해에 대해 바른 지식을 갖는 것이 중요하다. 뇌졸중 환자 중에 50대 이후가 압도적으로 많은 것을 생각하면, 30~40년이나 되는 오랜 세월 동안 계속해 온 흡연 습관을 단숨에 끊는다는 것은 쉬운 일이 아니다. 그러나 담배로 인한 폐해를 생각하면 금연이 얼마나 중요한지 알게 될 것이다.

더러는 흡연을 스트레스 해소 방법 중 하나로 삼는 경우도 적지 않다. 이 경우 취미 활동·운동 등 흡연을 대신할 만한 것을 준비하는 것도 금연에 도움이 된다.

이런저런 이유로 좀처럼 금연할 수 없는 것이 현실이기도 하다. 이를 위해 최근에는 각자의 생활양식 전체를 조정하면서 금연에 성공하도록 하는 방법도 많이 고안되고 있으며, 지역마다 금연 교실을 운영하는 곳도 많다. 아니면 의사의 지시에 따라 니코틴 껌을 사용할 수도 있다. 이처럼 다양한 금연 방법이 있으므로 손쉽게 도움을 받을 수 있다.

>>> **커피나 홍차를 마셔도 좋은가?**

커피, 홍차의 성분은 카페인·테오피린·탄닌 등으로, 이 중에서 순환기와 관계 있는 것은 주성분인 카페인이다. 카페인에는 중추 흥분 작용과 심근 흥분 작용 및 이뇨 작용이 있다. 그렇기 때문에 많이 마시면 동계, 흥분, 설사, 배뇨 횟수가 증가하는 등의 증상이 나타난다.

이런 증상이 나타나는 것은 카페인을 1,000㎎ 이상 섭취했을 경우이다. 커피나 홍차는 10잔 이상 마시지 않으면 영향을 미치지 않으므로 심한 애음가가 아닌 한 걱정할 필요는 없다. 다만, 카페인은 커피, 홍차, 녹차는 물론 각종 건강 음료에도 상당량이 함유되어 있다. 그러므로 그 영향도 고려해서 하루에 각각 2~3잔 이내로 제한하는 것이 좋다.

마시는 방법에도 세심한 배려가 필요하다. 먼저 주의할 것은 설탕이다. 커피를 마실 때 2~3스푼씩 설탕을 넣는 경우가 많은데, 커피 스푼 하나의 설탕은 약 5g이므로 2스푼 넣으면 10g이 된다. 이것을 하루 두 번 마시면 설탕만 20g을 먹은 것이 되므로 섭취하는 열량을 제한하는 사람에게는 바람직하지 못하다. 비만을 예방하기 위해서는 커피는 블랙으로 마시도록 하고, 홍차라면 레몬차를 권한다.

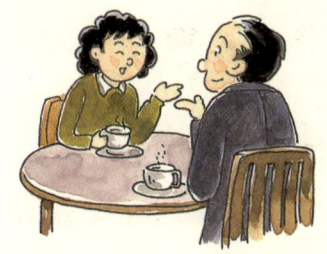

커피나 홍차는 하루 2~3잔 정도

아울러 카페인의 흥분 작용이나 이뇨 작용에 의해 잠자기 전에 마시면 좀처럼 잠이 오지 않거나 한밤중에 화장실에 가기 위해 일어나야 한다. 불면은 고혈압이나 심장 질환이 있는 사람에게는 무서운 적이므로 커피, 홍차를 마셔야만 한다면 낮 동안에 마신다.

녹차에도 카페인이 들어 있다고 걱정하는 사람이 있지만 그 양은 극히 적다. 오히려 녹차에 함유된 비타민 C 등 건강을 위한 효용 쪽이 크기 때문에 녹차에 한해서는 애써 제한할 필요는 없다.

3. 생활 관리가 최선의 치료

>>> 적당한 운동을 계속 한다

퇴원해서 집으로 돌아오면, 모든 면에서 가족의 도움을 구하기가 쉽다. 이 때문에 입원 중 회복 훈련을 통해 회복되었던 운동 기능도 다시 폐용성 기능 저하를 일으킬 수 있다. 따라서 일정한 운동 기능을 유지하고, 그것을 더욱 높이기 위해서는 매일 팔다리나 몸을 가능한 범위 내에서 적극적으로 사용하는 것이 중요하다.

적당한 운동은 에너지의 소비를 늘려주므로 비만을 개선하는 데도 도움이 된다. 특히, 보행이나 체조처럼 몸에 산소를 많이 받아들일 수 있는 유산소 운동의 경우 당이나 콜레스테롤 등 지질 대사를 개선시키는 효과도 기대할 수 있다.

매일 적당히 몸을 움직이는 것은 동시에 정신 건강에도 중요하다. 약에 의존하지 않고 숙면하기 위해서도 평소 할 수 있는 만큼 몸을 움직이는 것이 좋다. 운동의 종류나 정도는 주치의가 환자 개인의 회복 정도나 혈압 등의 상태를 참고로 결정한다. 팔다리에 기능 장애가 남아 있을 때는 구체적인 훈련 방법에 대해 이학

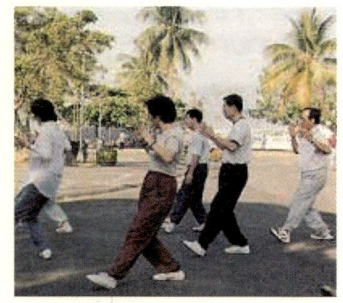

퇴원 후에는 보행이나 가벼운 체조가 효과적이다.

요법사로부터 지도를 받는다.

이때 굳이 특별한 운동을 할 필요는 없다. 교통량이 적은 옥외를 조금 빠른 걸음으로 20분 내지 30분 정도만 매일 걷는다면 좋은 유산소 운동이 될 것이다. 다만, 공복 시나 식후에는 피하도록 하고, 비나 눈, 바람이 강한 날, 기온이 낮은 날, 평소보다 혈압이 높거나 컨디션이 좋지 않은 날은 집 밖으로 나가지 말고 실내에서 팔다리의 굴신 운동을 하는 정도의 가벼운 운동으로 대체한다.

운동은 어떤 경우라도 무리하게 하지 말아야 한다. 아울러 운동을 한 다음날까지 피로감이 남거나 근육통이 일어나면 운동량이 너무 많았던 탓이므로 운동량을 줄이도록 한다.

>>> 목욕할 때 주의할 몇 가지

이학 요법 중 하나로 온수풀에서 행하는 훈련이 있고, 온천지에 회복 훈련 전용 시설이나 병원이 많은 것만 보더라도 목욕이 몸에 얼마나 좋은지 쉽게 알 수 있다. 이처럼 목욕은 뇌졸중에도 효과적이다. 다만, 몇 가지 조건이 붙는다.

우선, 주치의의 허가가 있어야 한다. 아울러 주치의의 주의에 따라 목욕할 때 주의해야 할 것이 물의 온도이다. 적당한 온도는 혈액 순환을 도와 근육이 뭉쳐 있는 것을 풀어 준다. 그러나 너무 뜨거운 물은 혈압을 급상승시킨다. 특히, 추운 계절의 목욕은, 욕조 안과 세면장, 탈의장의 온도차가 크기 쉽고, 이 온도차가 혈압을 크게 변동시킴으로써 나쁜 영향을 미칠 수 있다.

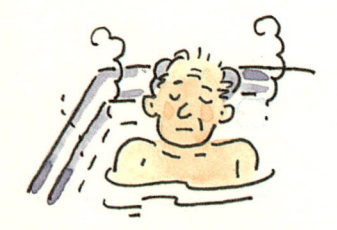

목욕은 미지근한 물을 사용하되, 39~40도 내외의 탕에서 10~15분 정도만.

이와 같은 위험을 방지하기 위해서는 추운 계절에는 욕실 전체와 탈의장의 온도 차이가 너무 커지지 않도록 잘 덮어 두도록 한다. 또 물의 온도도 39~40도 정도를 유지하도록 하고, 탕에 들어가 있는 시간도 10~15분을 넘지 않게 한다. 그 이상 들어가 있는 것은 심장에 부담을 준다.

또한 욕조에서 나왔을 때 갑자기 일어서면 혈압의 변동으로 현기증을 느끼면서 실신할 수도 있다. 더욱이 팔다리에 운동 장애가 남아 있는 사람은 비눗기로 인해 넘어질 수 있으므로 주의한다.

>>> 불면이 계속된다면

야간 수면중에는 심장박동이 느려지면서 심장으로부터 내보내는 혈액량이 감소하고, 동시에 혈관은 확장하기 때문에 혈압이 낮아진다. 즉, 수면에 의해 뇌혈관도 긴장을 늦추고 휴식을 취할 수 있는 것이다. 이런 이유로 퇴원해서 사회에 복귀한 다음에도 하루에 적어도 8시간 정도의 수면은 취해야 한다.

그런데 뇌경색인 사람은 수면중에 땀을 흘리면서 탈수 증상에 빠지는 경우가 있으므로 주의해야 한다. 이 탈수는 "밤에 화장실에 가면 힘드니까" 하고 낮부터 물을 마시는 것을 극도로 제한했을 때나, 온종일 전기담요를 켜 둔 것이 원인이 되어 일어나기 쉽다.

한편, 낮잠을 자거나 종일 누웠다 일어났다 하는 생활을 하면 아무래도 밤잠을 자지 못하기 마련이다. 그러므로 낮에는 가능하면 잠을 자지 않도록 한다. 하지만 야간에 자야 한다고 너무 강하게 의식하다 보면 오히려 사태가 더 나빠질 수 있다. 고통스러울 정도로 불면을 느낀다면 주치의와 상담해서 수면제를 사용하는 것도 좋을 것이다.

수면제에 대해서는 보통 "버릇이 된다", "많이 먹으면 위험하다"는 생각이 뿌리깊은 것 같다. 그러나 최근에는 의존성이 적어 안심하고 사용할 수 있는 약도 많이 있다.

불면이 오래 이어질 때, 혹은 아침에 일어났을 때 기분이 상쾌하지 못하다, 혹은 머리가 무겁다 등의 증상이 있을 때는 주치의에게 그 사실을 알리고, 항우울제의 투약 등 적절한 치료를 받도록 한다.

>>> 스스로 혈압을 재는 습관을

자신의 혈압 변동에 관심을 갖는 것은 뇌졸중의 재발을 위해 매우 의의 있는 일이다. 고혈압성 뇌출혈로 특히 강압제를 먹고 있을 경우에는 약의 효과가 적절한지 체크하기 위해서도 혈압치는 정기적으로 측정하는 것이 좋다.

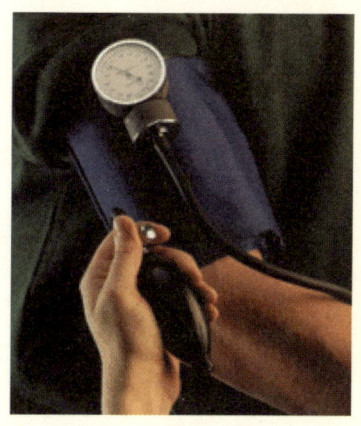

일반적으로 혈압은 아침에 일어나면 상승하고 야간에는 떨어지는 패턴을 보인다. 따라서 진찰할 때뿐 아니라 자신의 혈압이 매시간 어떤 변동을 보이는지를 수시로 확인하는 것이 중요하다.

한편, 뇌경색 환자의 혈압은 오히려 약간 높은 정도(수축기 혈압이 140~160)를 유지하는 쪽이 좋다고 알려져 있다. 혈압이 너무 낮으면 뇌의 순환 혈액량이 줄어들므로 그만큼 뇌세포는 산소 부족에 빠지기 쉬우며, 뇌경색의 재발로 이행할지도 모른다. 그것을 예방하기 위해서도 그때그때의 혈압치는 중요한 지표가 된다.

최근에는 누구라도 간단하게 정확히 측정할 수 있는 여러 종류의 가정용 혈압계가 시판되고 있다. 종래의 압박대를 상박부에 감는 타입의 것에서 손가락을 올려놓기만 하면 되는 것 혹은 끼우는 것만으로 측정할 수 있는 것이나 손목에서 측정하는 것 등 여러 가지가 있다.

그러나 뇌졸중의 재발 방지를 위한 자기 간호의 일환으로 혈압을 측정하는 것이라면, 측정치가 정확해야 한다는 것을 첫 번째 조건으로 삼아야 한다. 그러기 위해서는 압박대를 상박부에 감는 혈압계가 바람직하다.

혈압치는 식사나 운동, 정신 상태 같은 영향을 받아 민감하게 변동한다. 그러므로 그 수치의 변동에 감정이 변하지 않기 위해서라도 혈압계의 선택이나 자기 측정 방법 및 혈압치의 평가에 대해서 미리 주치의의 지시를 받도록 하고, 그런 다음에 혈압을 재는 것이 중요하다.

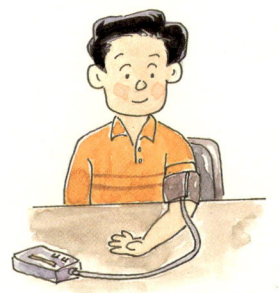

수시로 혈압을 체크한다.

7

장기 입원과 치매를 극복하기 위하여

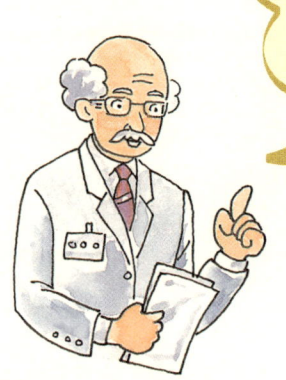

뇌졸중의 후유증 가운데 가장 많은 것이 반신불수와 치매인데, 이로 인한 환자의 고통을 덜기 위해서는 주위 사람들의 세심한 도움이 필요하다.

1. 장기 입원, 이렇게 벗어나자

>>> 마비가 있더라도 움직이는 것이 중요

　뇌졸중에서 가장 많은 후유증은 반신불수이다. 마비가 있으면 일상생활 동작 하나하나에 지장이 생기므로 모든 일을 다른 사람에게 의존하게 된다.

　그러나 마비가 있다고 팔다리나 몸을 사용하지 않으면 근육과 뼈는 점점 위축된다. 움직이지 않는 관절도 경직을 일으켜 자유롭게 움직일 수 없게 된다. 당연히 장기 입원 형태로 이어지는 예가 적지 않다. 즉 장기 입원이 되는 계기는 뇌졸중에 의한 반신불수로 인한 운동 부족 그리고 그 때문에 일어나는 근육의 위축이나 관절의 경직, 통증, 뼈의 약화 등에 의해 점차로 움직이지 못하게 된다.

　이런 경우가 발생한다면 후유증 때문에 장기 입원으로 연결되기 쉽다는 것을 자각하고, 적극적으로 팔다리나 몸을 움직여 폐용성 증후군을 최소화하도록 해야 한다.

　최근에는 반신불수 등의 장애를 갖고 자택에서 요양하는 사람을 위해 여러 가지 사회 제도가 마련되고 있다. 그중에는 휠체어로 집 안을 자유롭게 이동하거나 집안일을 할 수 있도록 집 구조를 개선하는 데 드는 경비를 보조하기도 한다. 이와 같은 방법을 잘 활용해서 환자가 움직이기 쉬운 생활 환경을 조성해 주는 것이 중요하다.

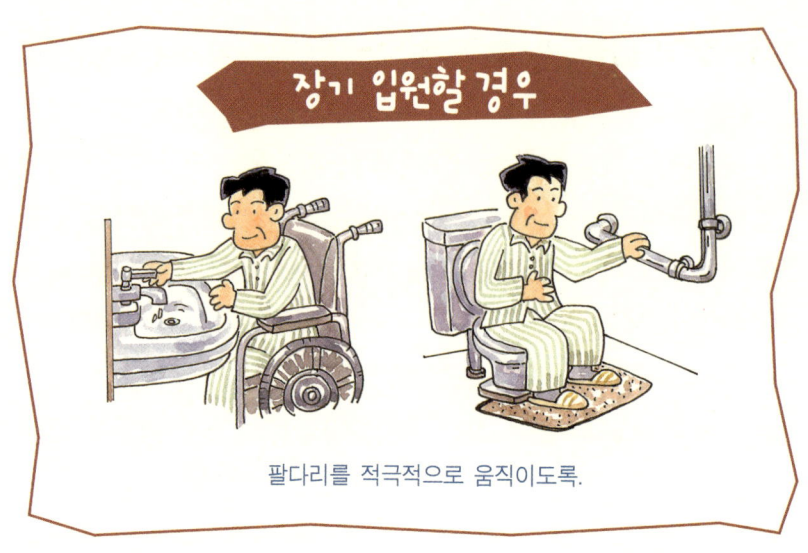

팔다리를 적극적으로 움직이도록.

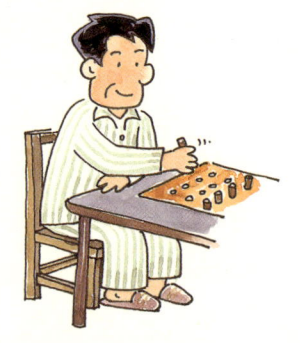

앉은 자세로 남아 있는 기능을 최대한 활용한다.

>>> 가능하면 앉아 지내도록 하자

몸을 눕힌 자세는 중력에 저항하지 않아도 좋은 만큼 안정감이 있다. 마음과 몸이 가장 편하므로 수면이나 휴식을 취하기에 더없이 좋은 자세이다.

하지만 이 자세는 중력에 거역하지 않아도 되므로 근육의 긴장이 완전히 풀리게 된다. 그 때문에 항상 누운 자세로 있게 되고, 그 시간이 길어질수록 근력은 점점 약해진다.

따라서 누운 자세보다도 앉은 자세가 상반신만이라도 중력에 거역하는 힘이 작용하므로 그만큼 근력 저하를 방지할 수 있다. 또 반신불수 때문에 일어나거나 서 있는 데 지장이 있을 경우에도 낮에는 누워 있는 시간을 최대한 줄이고, 가능하면 휠체어나 의자에 앉은 자세로 지내는 것이 체력 유지에 도움이 된다.

휠체어에 앉아 있는 상태에서도 할 수 있는 동작이 많이 있다. 반신불수가 있다고 해서 마비가 없는 정상적인 팔다리도 사용하지 않는다면 기능은 점점 약해지므로, 정상적인 팔다리를 적극적으로 사용해야 할 것이다. 또한 마비된 쪽도 기능이 전혀 없는 것은 아니므로, 남아 있는 기능의 훈련 여하에 따라 상당한 동작을 할 수 있게 될 것이다.

이와 같은 훈련을 할 때는 전문가의 도움을 받아 환자 각자에게 남아 있는 기능을 잘 이끌어내도록 한다.

2. 치매에서 벗어나는 길

>>> 여전히 무서운 뇌혈관성 치매

아마 누구나 한두 번쯤은 뇌혈관성 치매라는 말을 들은 적이 있을 것이다. 이것은 말 그대로 뇌혈관 장애, 즉 뇌졸중이 원인이 되어 일어나는 치매의 총칭이다.

치매에는 크게 나누어 뇌혈관성 치매와 원인이 분명하지 않은 알츠하이머형 치매가 있다. 이것은 뇌신경 세포가 파괴되어 그 수가 급격히 감소하는 것을 말한다. 최근, 우리나라에서도 구미 못지 않게 알츠하이머형 치매가 급증하고 있지만 그래도 여전히 많은 사람들이 뇌혈관성 치매를 앓고 있는 까닭에 이에 대한 보다 세심한 주의가 요구된다.

물론 뇌경색에 걸리는 사람들 모두가 뇌혈관성 치매가 되는 것은 아니다. 몇 군데에 걸쳐 소경색이 다발하면 단숨에 치매 상태에 빠질 수도 있다. 그러나 첫 번째 발작으로 갑자기 치매에 걸리는 일은 드물고, 발작을 몇 번씩 되풀이하는 동안에 서서히 치매로 진행하는 경우가 많다. 따라서 뇌경색의 재발을 방지하는 것이 뇌혈관성 치매를 예방하는 가장 중요한 길이다.

뇌경색의 재발을 예방하려면 그 기초가 되는 고혈압이나 동맥경화 등 위험 인자를 악화시키지 않는 것이 중요하다. 이때 철저한 자기 관리가 요구되며, 이와 병행하여 예방 목적으로 곧잘 사용되는 뇌순환 개선약이나 뇌대사 개선약, 혈액이 잘 굳어지지 않게 하는 약을 복용하는 것도 도움이 된다.

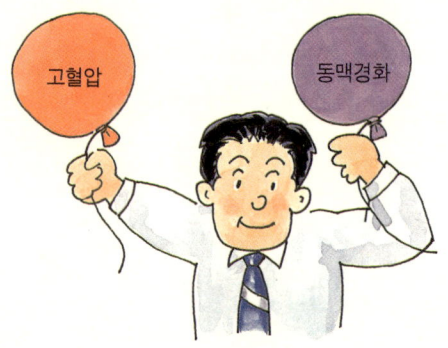

뇌혈관성 치매의 경우 예방이 최선이며, 그것과 동시에 기능 회복을 위해 노력하는 것도 필요하다.

>>> 이야기할 기회를 많이 갖자

뇌는 한마디로 말하면 정보를 처리하고 보내는 공장과도 같다.

이는 눈과 귀, 코, 입, 손과 발의 피부를 통해 계속 보내는 정보를 처리하고, 그것을 과거의 기억에 비추면서 생각하거나 판단을 내리거나 실제로 행동을 일으키기 위한 명령을 내보내 말과 태도로 표현하는 활동을 한다.

들어온 정보를 처리한다, 생각한다, 생각한 것을 표현한다는 일련의 기능 중에 뇌의 활성화에 가장 중요한 것이 표현하는 것, 특히 말이나 글자를 쓰는 것에 의해 표현하는 것이다.

우리는 보통 자기가 입밖에 낸 말에 대해서는 그것이 잘못된 것이 아닌지 다시 한 번 자기 뇌에서 확인하는 작업을 무의식중에 한다. 이것이 뇌의 활성화로 연결되는 셈이다. 작가나 조각가 혹은 정치가처럼 표현과 깊이 관계되는 일을 하고 있는 사람에게서 치매가 적다고 알려지는 것도 이 때문이다. 그러므로 텔레비전 시청처럼 일방적으로 정보를 받아들이는 상황이거나 가족 사이에서 매일 같은 것만 반복하는 생활에서는 뇌는 충분히 기능하지 않을 뿐 아니라 더욱 나빠진다.

휠체어를 이용해서라도, 날씨가 좋은 날에는 적극적으로 밖으로 나가 이웃사람과 이야기를 나누도록 하자. 바깥에 나갈 수 없을 경우에는 가족과 놀거나 이야기를 나누어도 좋다. 또 시를 지어보거나 매일 있었던 일을 일기에 적어 보는 것도 좋다. 특히 사회와 연관되는 일을 적극적으로 하도록 하고, 모든 일에 흥미를 갖고 신선한 기분을 유지시키는 것이 치매 예방을 위한 가장 좋은 방법이다.

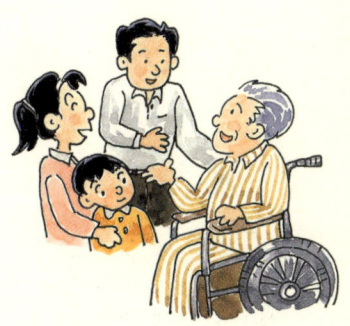

많은 사람들과 자주 즐거운 대화를 나누자.

>>> 행복하고 즐거운 분위기를

뇌졸중은 팔다리의 운동 마비처럼 분명하게 눈에 보이는 장애뿐 아니라 눈에 보이지 않는 마음의 장애도 남긴다. 그 첫째가 치매이지만, 그 외에도 뇌졸중 환자는 종종 강한 불안감이나 초조감, 절망감을 호소하며, 의욕 저하 상태에 빠지기 쉽다. 게다가 그전까지는 할 수 있던 일도 갑자기 할 수 없거나, 말을 잃게 된 것을 본인이 알게 되면 기분이 침체되어 우울해한다. 그럴 때는 의욕도 없어지고 사람들과 만나는 것이나 말하는 것도 겁을 낸다. 이 때문에 자기만의 세계에 갇혀 우울한 상태에 빠지며, 때로는 자살로 이어질 수도 있다.

후유증은 현실 문제로서 냉정하게 받아들이는 것이 선결 조건이다. 그러나 비관적이거나 절망적이어서는 안 된다. 기분이 침체되어 아무것도 할 의욕이 나지 않을 때는 표정에서도 나타난다. 이럴 때야말로 주위에 있는 사람들이 명랑하고 따뜻하게 대해 주고, 마음의 안식을 얻을 수 있도록 해주는 것이 중요하다. 이때 너무 격려하는 것은 오히려 역효과를 초래할 수 있다.

다행히 항우울제도 있고, 침체되어 있는 기분을 완화시켜 주는 약도 있으므로 주치의나 정신과 전문의와 상담해 보는 것도 좋다. 다만, 항우울제에는 여러 종류가 있으므로 증상에 맞는 약을 복용하는 것이 중요하다.

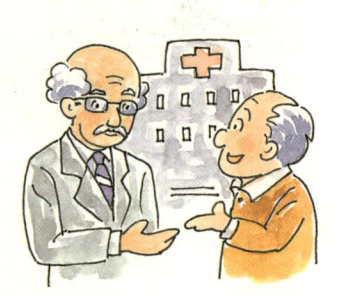

환자의 기분이 침체될 때는 곧바로 전문의에게 상담을.

8

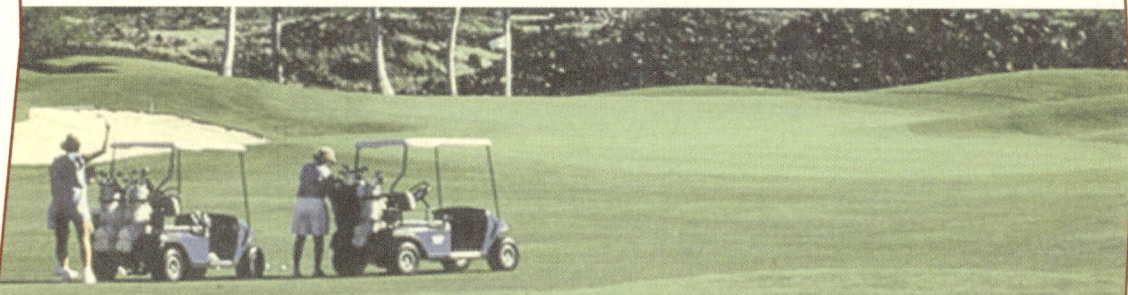

뇌졸중 예방을 위한 길

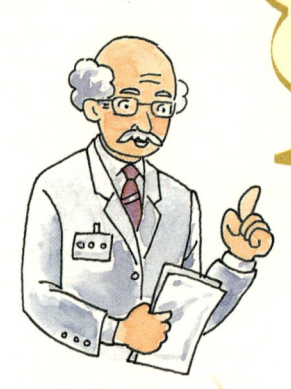

뇌졸중은 갑자기 발병하며, 조금만 지체해도 뇌세포의 손상이 커서 회복이 불가능해질 수 있다. 따라서 뇌졸중에 걸리지 않는 생활을 하는 것이 우선일 것이다.

1. 이런 사람은 특히 조심해야

뇌졸중이 위험한 것은 갑자기 발병한다는 데 있다. 또 발병 후 조금만 지체해도 뇌세포의 손상이 커서 회복이 불가능해질 수 있다. 20초만 뇌혈관에 피가 통하지 않아도 의식을 잃으며, 4분 이상 지속될 경우 뇌세포는 회복이 불가능해진다.

따라서 아주 작은 증상이라도 지나치지 말고 예방에 힘써야 한다. 가령 한쪽 팔다리에 힘이 빠지는 마비 증상이나 발음이 어눌해지는 언어 장애, 물체가 잘 보이지 않거나 두 개로 보이는 시야 장애가 있으면 반드시 병원을 찾아 정밀 검사를 받아야 한다.

고혈압, 당뇨병, 심장병 환자들은 더욱 경계해야 한다. 당뇨 환자의 경우 건강한 사람에 비해 2배 이상, 고혈압 심장 질환자 역시 40퍼센트 이상이 뇌졸중의 위험을 안고 있다.

나이도 중요하다. 50대 이하에 비해 60대 이상이 6배 이상 높은 것으로 알려져 있다. 과로, 스트레스, 흡연, 음주, 콜레스테롤, 비만도 뇌졸중의 발생을 부추기는 요인들이다. 따라서 이런 사람들은 증상이 없어도 미리 검사를 받아보는 것이 좋다.

최근에는 호모시스테인 농도나 유전자 검사만으로도 뇌졸중의 위험 인자를 파악할 수 있게 되었다. 혈중 호모시스테인 농도가 높으면 뇌졸중 같은 혈관 질환이 잘 발생하는 것으로 알려져 있다. 이 경우 엽산 등 비타민 B를 충분히 섭취하는 것만으로도 뇌졸중 발병률을 낮출 수 있다.

이들 영양소는 오렌지 주스와 현미 등 도정이 덜 된 곡류, 말린

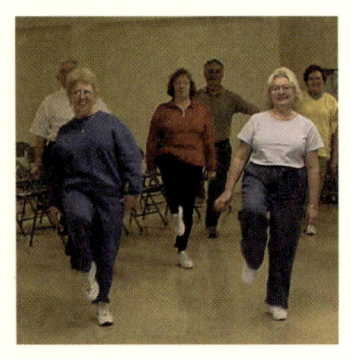
운동은 가벼운 것부터 시작하되, 일교차가 클 경우 준비 운동을 철저히 한다.

콩, 브로콜리 등 녹황색 채소, 계란이나 감자, 바나나, 우유, 참치 등에 많다.

그 외에 규칙적인 운동으로 체중을 조절하는 것도 예방에 도움이 된다. 따뜻한 곳에 있다가 갑자기 찬바람을 접하면 혈관이 급격히 축소됨으로써 급성 뇌졸중을 유발할 수도 있으므로 일교차가 클 때는 특히 운동에 조심해야 한다. 이런 경우 실내에서 준비운동을 철저히 하고, 쉬운 운동부터 천천히 그리고 규칙적으로 하는 것이 바람직하다.

2. 가정의 화목이 뇌졸중을 예방한다

최근 국제 뇌졸중 학회에서 가족과 자신에 대한 만족감이 뇌졸중으로 인한 사망 위험률을 크게 떨어뜨린다는 연구 결과가 나와 의학계는 물론 일반인들의 관심을 모으고 있다.

40세 이상 만 명을 대상으로 추적 조사한 결과 뇌졸중으로 사망한 364명 중 상당수가 생존 당시에 가정 문제가 심각했다고 알려졌다.

즉 이 학회의 연구에 따르면 흡연이나 다른 요인을 배제한 상태에서 가정 문제가 심각하다고 말한 남성의 경우 뇌졸중으로 인한 사망률이 40퍼센트나 증가한 것으로 나타났다.

이에 대해 뇌졸중 발생에 보다 치명적인 요인은 열악한 재정 자체가 아니라 이를 어떻게 받아들이느냐 하는 심리적 상황에 달려 있기 때문으로 보는 견해가 많다. 행복한 생활을 유지하기 위해 노력하는 마음이 결국 뇌졸중 예방에 좋은 영향을 미친다는 것이다.

실제로 지속적인 스트레스는 뇌졸중의 발병 위험을 높이며, 이미 뇌졸중의 위험 인자에 노출된 경우 발병을 앞당길 수 있다. 따라서 갑자기 팔다리에 힘이 빠지거나, 발음이 어눌해지며, 한쪽 얼굴이 저리는 등의 증세가 나타나면 뇌졸중의 뚜렷한 전조 증상임을 감지해야 한다.

최근에는 망막 혈관이 손상되는 것도 뇌졸중 발생의 중요한 단서 중 하나라는 학설이 새롭게 제기되고 있다. 고혈압이나 당뇨병 등 성인병 환자들이 갑자기 격렬한 환경에 몸을 맡기면 뇌혈관에 혈액 응고를 유발할 위험이 높아진다.

이런 증세가 걱정된다면 사전에 초음파 혈관 촬영술, 자기공명영상진단장치(MRI) 등을 통해 정확한 검진을 해보는 것도 좋은 방법이다.

또한, 뇌졸중 환자의 28.5퍼센트가 화병 환자라는 통계가 있다. 화병이 있으면 스트레스 호르몬이 과잉 분비되고 면역력이 약해져 고혈압, 뇌졸중 등 성인병에 쉽게 걸릴 수도 있다.

화병이나 스트레스를 극복하는 데는 솔직한 대화나 소리지르기 등이 도움이 된다. 아울러 부정적인 마음을 긍정적으로 유도하는 행동 요법, 증상에 따라 항우울제를 쓰는 약물 요법 등을 병행하면 좋다.

뇌졸중 위험을 줄이는 5계명

① 스트레스는 지방 대사에 필요한 영양소를 고갈시키므로 늘 즐거운 마음으로 생활한다.
② 날씨가 쌀쌀할 때는 몸을 따뜻하게 하고, 갑자기 찬 기운에 노출되지 않도록 한다.
③ 체력에 맞는 적절한 운동은 혈액 순환을 도우며, 지방 대사율을 높인다.
④ 뚱뚱하면 혈액 순환에 부담을 주므로 표준 체중을 유지하기 위해 노력한다.
⑤ 흡연은 동맥경화에 가속 페달을 밟는 격이자 손상된 혈관을 더욱 수축시키므로 반드시 금연을 실천한다.

3. 급성 뇌졸중 환자 발생 시의 응급 처치

뇌졸중으로 환자가 쓰러지면 뇌세포가 손상되기 전에 되도록 빨리 병원을 찾는 것이 중요하다. 의식을 잃었을 때는 다음과 같은 처치법이 필요하다.

먼저 환자를 편안하게 눕히고 넥타이, 벨트 등 몸을 죄고 있는 것들을 풀어 준다. 아울러 환자가 토할 경우 목구멍으로 이물질이 넘어가서 기도를 막지 않도록 얼굴을 옆으로 돌린 후 입 안을 닦아 준다.

의식이 깨어나도록 하기 위해 찬물을 끼얹거나 뺨을 때리는 행동 등은 절대 해서는 안 된다. 또 의식을 잃은 환자에게 약을 먹일 경우 약이 기도를 막아 흡인성 폐렴 등을 일으킬 수 있으므로 조심한다.

경련이나 발작을 일으키는 경우 환자를 붙잡거나 경련을 하지 못하도록 억제하지 말고, 이로 인해 다른 신체적인 손상을 받지 않도록 주변에 위험한 물건을 치우고 경련 상태를 관찰해서 의사에게 전하는 것이 바람직하다.

4. 뇌졸중 예방을 위한 생활 수칙

뇌졸중과 심장 질환은 선진국에서의 사망과 장애의 주요 원인으로, 이들 질환을 일으키는 주요 위험 인자가 있다. 여기에는 나이와 성별처럼 조절할 수 없는 요인도 있지만, 가장 중요하게 작용하는 요인들은 대개 우리가 조절할 수 있는 것들이다.

참고로 뇌졸중을 일으키는 가장 주요한 위험 인자인 고혈압 예방을 위한 생활 수칙 몇 가지를 소개한다.

- 부모 중에 고혈압 환자가 있으면 위험 인자를 줄이도록 더욱 노력한다.
- 표준 체중을 유지한다.
- 금주와 금연이 최선책이며, 절주는 차선책이다.
- 적절한 신체 활동을 유지한다.
- 온 가족이 함께 싱겁게 먹도록 한다.

- 콜레스테롤 및 동물성 지방은 적게 섭취한다.
- 채소, 해초, 과일을 즐겨 먹는다.
- 스트레스는 그때그때 바로 풀도록 한다.
- 희망을 갖고 긍정적으로 살아간다.
- 3개월에 한 번은 혈압을 측정한다.
- 담당 의사와 자신의 건강 상태에 대해 자주 상담한다.

5. 뇌졸중 예방을 위한 혈관 다이어트

뇌졸중 증상은 순간적으로 발병하는데, 그 원인은 오랜 생활 습관에서 누적된 혈관 비만에서 비롯된다. 따라서 뇌졸중 예방을 위해서는 혈관의 비만을 막는 것이 우선이다. 혈관에 지방이 낄 수 있는 위험 인자들을 없애거나 줄이는 노력이 필요하다.

- 스트레스는 신진대사에 필요한 요소를 고갈시키므로 긍정적이고 즐거운 마음으로 생활한다.
- 추운 날씨에는 몸을 따뜻하게 하고 갑자기 찬 기운에 노출되지 않도록 한다.
- 운동은 혈액 순환을 돕고 지방의 소비를 늘린다. 단, 환절기나 겨울철 새벽에 하는 운동은 삼간다.
- 살이 찌면 그만큼 혈액 순환에 부담을 주므로 표준 체중을 유지하도록 한다.

- 흡연은 동맥경화 자체를 가속화시키며, 이미 손상된 혈관의 수축을 가져오므로 담배를 끊는 결단이 필요하다.

6. 뇌졸중에 좋은 민간 한방 요법

뇌졸중에 걸리면 생명을 잃는 경우도 있으며, 생명에 지장은 없다고 해도 전신 또는 반신을 움직일 수 없기 때문에 병석에 누워 고생하다가 재발해서 사망에 이르는 경우가 많다.

따라서 뇌졸중은 예방이 최고이며, 원인이 되는 고혈압이나 동맥경화를 잘 조절해야 한다. 아울러 식생활을 통해 콜레스테롤량을 줄이고, 과로 등 심신의 스트레스를 받지 않도록 한다.

민간 한방 요법으로 쓰이는 뇌졸중에 좋은 약재는 다음과 같다.

【 약　재 】 감, 생강, 명태
【 이용법 】 갑자기 뇌졸중으로 쓰러졌을 때 생감 한 개에 생강 세 쪽을 함께 갈아 그 즙을 복용하면 효과가 있다. 또 곶감과 명태포를 함께 달여 먹으면 좋다.

【 약　재 】 솔잎, 오가피, 우슬
【 이용법 】 세 가지 약재를 각각 10g씩 섞어서 물 두 되를 붓고 달여 반으로 줄어들면 하루 세 번 복용한다. 솔잎은 고혈압이나 당뇨에도 좋은 민간약으로 솔잎을 깨끗이 씻어 하루 100개씩 씹어 먹으면 뇌졸중

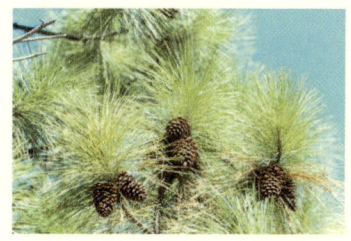

에는 물론 당뇨, 천식, 불면증에도 좋고 늑막염에도 효과가 있다. 또한 솔잎을 날로 씹어먹기 어려우면 그늘에 말렸다가 가루로 만들어 따끈한 꿀물에 타 마셔도 좋고, 달여서 솔잎차로 만들어 먹어도 된다.

솔잎은 양생에 애용 되어 왔는데,《천금방》이라는 중국의 한의학 책에서 솔잎에 대해 언급한 대목을 옮겨 보면 다음과 같다.
종남산에 한 사람이 살았는데, 그는 옷도 입지 않고 온몸에는 털이 무성했으며 산 속을 달리는 것이 나는 것처럼 빨랐다. 하루는 산아래 마을 사람들이 합심하여 그를 포위해 잡은 결과 놀랍게도 여자였다. 놀란 사람들을 향해 그녀는 이렇게 말했다.
"나는 옛날 진나라 궁인인데, 적이 쳐들어 와서 황제가 항복하자 궁에서 달아나 산중에 들어왔으나 먹을 것이 없어 굶어죽을 형편이 되었다. 그런데 한 백발 노인이 나타나 솔잎 먹는 법을 가르쳐 주었다. 그대로 했더니 처음에는 먹기가 역겹고 소화가 안 되었으나 나중에는 맛이 나고 힘이 솟아 겨울에도 추위를 모르고 살았다."
그녀의 말대로라면 한 300년을 산 셈이어서 마을 사람들은 더욱 놀랐으며, 이후 솔잎은 불로장수하는 약재로 이용되었다.

【 약　재 】창포, 생강, 돼지머리
【 이용법 】돼지머리에 창포뿌리 20g, 생강 6g을 넣고 삶아서 그 국물을 복용한다.

【 약　재 】 인삼, 대추, 밤, 피문어
【 이용법 】 피문어 큰 것 한 마리를 잘게 썰고 4년 근 이상 된 수삼 한 뿌리, 대추 10g,을 같이 넣어 물 두 되를 붓고 달여 반으로 줄어들면 매일 식전에 한 잔씩 마신다.

【 약　재 】 식초, 들기름
【 이용법 】 들기름 큰 숟가락으로 하나에 식초 두어 방울을 떨어뜨려 매일 아침저녁으로 복용한다.

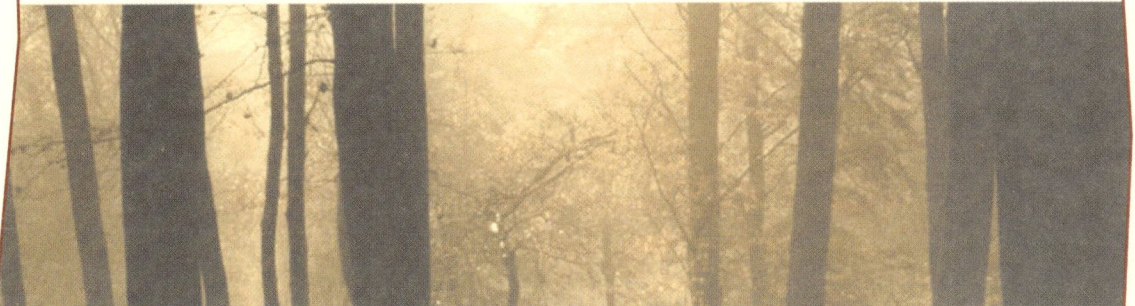

9

알아두면 도움이 되는 뇌졸중 Q & A

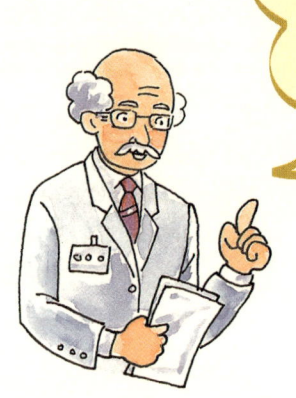

'초대받지 않은 손님' 뇌졸중. 그러나 바르게 이해하고, 자기 관리를 철저하게 한다면 충분히 뇌졸중의 두려움에서 벗어날 수 있다.

흔히 '초대받지 않은 손님'이라고 불리듯이, 어느 날 갑자기 찾아오는 뇌졸중. 그러나 평소에 자기 관리를 충실히 한다면 그렇게 무서운 병이 아니다. 규칙적인 생활을 하고, 과로와 과식 및 지나친 스트레스를 피하며, 항상 즐거운 마음으로 생활하고, 충분한 수면과 일정한 운동을 계속하면 혈관의 동맥경화를 비롯해서 뇌졸중을 일으키는 질병을 막을 수 있다. 이와 함께 금연을 하고, 과음을 삼가는 것도 잊지 말아야 한다.

한편, 환자들 중에는 뇌졸중에 특효약이라도 있는 줄 알지만, 그렇지 않다. 절제 있고 규칙적인 생활 속에서 평소에 건강을 위하여 열심히 노력하는 자세만이 특효약임을 명심하자.

진료를 하다보면 많은 사람들이 환자의 상태에 대한 걱정이나, 효과가 금방 나타나지 않는 것에 대해 불안해 하며 이것저것 상담해 오는 경우가 많다. 여기에 환자나 그의 가족들이 궁금해 하는 내용을 Q&A 형식을 빌어 설명하고자 한다.

1. 뇌졸중은 생활이 문제다

Q 저희 할아버지께서 뇌졸중으로 쓰러지신 적이 있습니다. 그런데 주위 분들 말씀이 뇌졸중은 유전된다는데, 정말인가요?

A 결론부터 말씀드리면 뇌졸중은 유전되지 않습니다. 다만,

고혈압, 당뇨병, 고지혈증 등의 위험 인자가 유전되기도 합니다. 이로 인해 뇌졸중에 걸리기도 하는데, 이것은 뇌졸중 자체의 유전이라기보다는 뇌졸중을 유발할 수 있는 동기가 다음 세대에 주어졌다고 보는 것이 좋습니다.

이와 같은 위험 인자는 철저한 자기 관리로 충분히 없앨 수 있습니다.

따라서 가족의 뇌졸중 때문에 자신도 뇌졸중에 걸리지 않을까 고민하기보다는, 위험 인자가 있는지 검사를 받아 보는 것이 필요하고, 위험 인자가 있을 경우 이를 적극적으로 해소하는 것이 필요합니다.

Q 다른 병도 그렇지만, 뇌졸중은 일상생활의 자기 관리가 무엇보다 중요하다고 하더군요. 특히 음식물을 가려먹어야 한다고 하던데요?

A 그렇습니다. 뇌졸중의 위험 인자인 동맥경화증을 막기 위해서는 음식물에 주의해야 합니다. 동맥경화를 예방하기 위해 먼저 생각해야 할 것이 콜레스테롤입니다. 육류의 기름 부위나 오징어 다리·새우·달걀노른자·문어·낙지·치즈·버터 등에는 콜레스테롤이 많이 함유되어 있으므로 삼가야 합니다. 아울러 육류에는 포화지방도 많습니다.

반면에 어류에는 동맥경화증에 덜 해로운 지방(불포화지방)이 많습니다. 그렇다고 고기를 먹지 않고 지낼 수는 없지요. 육류를 섭취하지 않을 경우 영양이 결핍될 수 있으므로, 닭고기는 껍질을 벗기고, 소고기와 돼지고기는 기름기를 없앤 뒤 살코기를 드시도록 하세요. 한편, 콩이나 두부는 동맥경화를 예방하는 데 매우 좋은 식품입니다.

Q 저는 술과 담배를 자주 하는 편입니다. 특히, 담배는 하루에 한 갑 이상을 피웁니다. 그런데 이 경우에 뇌졸중에 걸리기 쉽다는데, 사실인가요?

A 담배의 해독에 대해서는 수백 번 말해도 모자라지 않습니다. 특히, 담배에 들어 있는 니코틴은 혈관을 수축시키고 온몸의 혈관에 동맥경화증을 유발하기 때문에 뇌졸중에도 치명적입니다. 술은 흡연보다는 덜하지만 과음일 경우 위험합니다.

일반적으로 식사할 때 포도주 한두 잔 정도 마시는 것은 혈액 순환에도 좋고 동맥경화증을 예방하는 효과도 있습니다. 그러나 지나친 것은 모자람만 못합니다. 과음일 경우 심장의 기능을 억제하고 혈압도 저하시켜 혈액 순환이 감소하므로 뇌경색이 일어날 수 있습니다.

실제로 동맥경화증이 있는 40대 초반의 남자 분이 밤새도록 술을 마신 뒤 바깥바람을 쐬러 잠시 나갔다가 뇌졸중으로 쓰러진 경우도 있습니다.

Q 저는 혈압이 높은 편이지만 혈압치가 자주 변해 건강한 것인지 아닌지 분명하게 알 수가 없습니다.

A 일반인들이 흔히 오해하는 것 중 하나가 혈압은 늘 일정하다는 것입니다. 그러나 혈압은 시간이나 활동 정도, 몸의 건강 상태에 따라 계속 변합니다.

이것은 운동을 하면 혈압이 올라가고 가만히 안정하면 원래대로 혈압이 내려가는 것에서 쉽게 알 수 있습니다. 운동뿐 아니라 신경이 곤두서거나 몸이 피곤할 때, 두통·복통·고열 등 몸에 통증이 있을 때에도 혈압이 올라갑니다.

그러므로 혈압을 잴 때는 한 번 잰 것으로 그치지 말고, 처음 잰 뒤 10분 이상 휴식을 취한 다음 다시 재야 합니다. 이 경우 수축기 혈압이 140 이상, 이완기 혈압이 90 이상이면 고혈압으로 진단하고 치료를 받아야 합니다.

2. 잘못된 상식이 뇌졸중을 부른다

Q 뇌졸중은 연세 많으신 분들이나 걸리는 것이 아닌가 싶은데요?

A 많은 분들이 이런 오해를 합니다. 물론 젊은층보다 노년층에서 뇌졸중 환자가 많은 것은 사실입니다.

그러나 최근 젊은층의 뇌졸중 환자가 증가하고 있다는 점을 간과해서는 안 됩니다. 심장병이나 선천적인 뇌혈관 기형이 있는 사람, 젊은 나이라도 동맥경화증이 있다면 뇌졸중에 이를 수 있습니다.

이런 질병이 없더라도, 업무로 인한 과로와 스트레스, 수면 부족 상태에서 과음하는 경우에도 나이에 상관없이 뇌졸중이 발생할 수 있습니다.

이런 생활 환경에 덧붙여 육류와 지방의 섭취가 많은 식습관이 함께 한다면 그 확률은 더욱 커질 것이 분명합니다. 따라서 나이에 상관없이 누구나 뇌졸중에 걸릴 수 있다는 점을 명심하고 일상생활에서 주의를 요합니다.

Q 60대에 접어들었습니다. 나이 들면 뇌졸중이 당연히 생긴다는데, 정말 그런가요?

A 결론부터 말씀드리면 결코 그렇지 않습니다. 뇌졸중이란 고혈압, 당뇨병, 고지혈증, 흡연, 비만 등의 위험 인자에 의해 생깁니다.
따라서 뇌졸중을 유발하는 원인이 되는 병이나 요인을 평소에 예방하고 잘 치료한다면 뇌졸중의 발생은 충분히 피할 수 있습니다.

Q 뇌졸중은 반드시 침으로 다스려야 낫는다고 들었습니다. 정말 침이 효과가 있나요?

A 뇌졸중은 발생 후 몇 시간 이내의 적극적인 치료가 환자의 회복 정도에 가장 중요한 영향을 미칩니다. 그러므로 이때 침을 맞는다고 치료할 시간을 허비한다면 오히려 증상을 악화시킬 수 있습니다.

급성기에는 현대 의학적인 진단과 치료를 시행하는 것이 가장 효과적이며, 부작용을 없애는 데에도 좋습니다. 침은 환자의 증상을 더욱 악화시킬 수 있으므로 절대 삼가기를 바랍니다.

3. 재활 훈련, 제대로 꾸준히 하자

Q 뇌졸중에 걸려 몸이 마비되면 회복되지 않는다고 하던데요?

A 이 질문은 뇌졸중에 걸린 환자들이나 환자 가족들에게서 많이 듣습니다. 이 때문에 크게 낙담하고 자포자기하는 예도 많습니다. 그러나 결론부터 말하면, 뇌졸중에 걸려 몸이 마비되더라도 회복될 수 있습니다.

뇌 조직은 한번 손상을 입으면 재생하는 것은 어렵습니다. 하지만 시간이 지나면 뇌의 기능이 되살아나 마비 증상도 상당히 회복될 수 있습니다.

물론 회복 기간이 길기 때문에 환자나 환자의 가족은 매우 힘들어하기도 합니다.

이때 필요한 것이 재활 회복 훈련입니다. 뇌 기능의 회복을 촉진시키는 것은 물론 관절이 굳어지는 것을 방지하기 위해 체계적이고 지속적인 재활 치료를 해야만 뇌의 기능은 물론 마비 증상을 되도록 빨리 회복시킬 수 있습니다.

Q 하지만 재활 치료는 효과도 없고 장기간 받아야 하므로 오히려 집에 있는 것이 낫지 않은가요?

A 재활 치료는 후유증으로 인해 신체 기능에 장애가 있을 때 기능을 회복하기 위하여 합니다. 따라서 뇌졸중 환자라면 뇌졸중이 생긴 후 가급적 빨리 재활 훈련을 받아야 후유증을 없애고 정상적인 생활로 돌아갈 수 있습니다.

일반적으로 재활 치료는 운동 장애, 언어 장애, 음식물을 삼키기 어려운 연하 곤란, 경직과 같은 증상이 있을 때 합니다. 이와 같은 증상은 재활 치료를 통해 효과가 단기간에 나타나기도 합니다. 하지만 그것으로 치료가 마무리된 것은 아닙니다. 환자가 일상생활에 적응하고 다니던 직장에 복귀하는 등 정상적인 생활을 누리기 위해서는 충분한 회복 훈련이 필요합니다. 따라서 시간이 오래 걸리더라도 효과적인 훈련 방법을 지속적으로 시행해야 합니다.

Q 저는 뇌졸중을 가볍게 앓았는데, 곧바로 회복되었습니다. 재발할까요?

A 질문하신 환자 분처럼 뇌경색이 가벼운 경우라면 병원에 가지 않더라도 완전히 회복될 수 있습니다. 그렇다고 해서 방심할 일은 아닙니다. 혹시 환자 분이 당뇨나 고혈압, 고지혈증, 심장병 등과 같은 위험 인자가 있다면 뇌졸중이 재발할 위험이 도사리고 있다고 봐야 합니다.

따라서 반드시 검사를 받아야 하며, 검사 결과 재발 위험성이 높은 경우에는 완전히 회복된 뒤에도 약물 치료를 꾸준히 하면서 재발을 방지하도록 노력해야 합니다.

Q 뇌졸중이 재발한다면 어떻게 예방해야 하나요?

A 맞습니다. 뇌졸중은 한 번으로 끝나는 것이 아니라 재발하는 예가 많습니다. 따라서 한 번 뇌졸중으로 고생한 분이라면 다른 분들보다 더욱 세심한 주의와 노력이 필요합니다. 더러 주위 분이 소개한 민간요법을 사용했더니 더 이상 뇌졸중에 걸리지 않았다고 하기도 합니다.

그렇게 방심하다가 오히려 불구의 몸이 되는 경우가 의외로 많습니다.

더구나 민간요법을 사용해 일시적으로 몸이 가뿐해졌다고 하지만 근본적인 원인까지 치료된 것은 결코 아닙니다. 민간요법에 의한 부작용으로 인해 병세가 악화되기도 합니다. 힘들더라도 반드시 전문의의 따라 처방을 받고 자기 관리를 철저히 하는 것이 재발을 막는 길입니다.

Q 재발을 막기 위해 병원 처방을 거쳐 약을 먹고 있습니다만, 평생 먹어야 한다고 합니다. 정말인가요?

A 뇌졸중은 뇌의 혈관이 막히거나 터져서 뇌에 이상이 오는 것인데 혈관이 막히거나 터지는 것은 뇌혈관에 동맥경화가 얼마나 심한지와 관계가 있습니다.

혈압이 높더라도 동맥경화가 심하지 않으면 뇌졸중은 잘 오지 않지만 동맥경화가 심하면 혈압이 높지 않더라도 뇌졸중이 잘 옵니다.

이러한 동맥경화증은 노화 현상이므로 나이가 들수록 심해지는 것은 당연합니다. 더구나 뇌경색이 한 번 발생한 사람들은 다른 사람보다 동맥경화증이 심하므로 혈관이 잘 막힐 수 있습니다. 이처럼 혈전이 형성하는 것을 억제하기 위한 약물이 크게 항응고제와 항혈소판제입니다.

다만, 이것을 비롯하여 동맥경화증의 진행을 근본적으로 막거나 약효가 평생에 이르는 약물은 없습니다. 따라서 진행을 최대한 억제할 수 있는 약물을 복용해야 합니다. 평생 동안 약물을 복용해야 하는 이유도 여기에 있습니다.

Q 그런데 주위 사람들의 얘기가, 병원 약은 몸에 좋지 않으니 계속 복용하지 말라고 하던데요?

A 의사가 아닌 제 친구들과 만나 대화를 나누다 보면 "병원 약을 계속 먹으면 안 좋다던데"라며 묻기도 합니다. "천만에"라고 말했지만, 한편으로는 일반인들 사이에 그런 선입견이 있다면 큰일이라는 생각이 들더군요.

병원 약을 오래 먹으면 좋지 않다는 것은 그 약이 몸에 축적되어 나중에 건강을 해친다고 생각하기 때문입니다. 그런 이유에서인지, 뇌경색 예방 약이나 고혈압 및 당뇨병 치료제를 두 달간 복용한 후에 약물을 중단하는 분들도 있습니다.

그러나 그분들 중 상당수가 뇌졸중이 재발해서 고생하는 예가 많습니다. 병원에서 처방하는 약물들은 생약을 정제했거나 합성했기 때문에 불순물이 없고 중금속과 같은 위험한 물질도 없습니다.

그리고 오랜 기간의 임상 시험을 통해 안전성이 증명되었기 때문에 안전할 뿐 아니라 효과도 우수합니다.

항생제나 진통제를 복용한 후 위장 장애를 일으킬 수도 있는데 이 때문에 병원 약이 좋지 않다고 하시는 것 같습니다. 하지만 병원 약은 환자의 질병 정도와 상태에 따라 가장 효과적이고 안전하게 처방한 것이므로 꾸준히 복용해야 합니다.

Q 뇌졸중을 치료한 뒤 집에 돌아왔습니다. 의사 선생님 말씀이 집에서도 꾸준히 운동을 하라고 하는데, 어떤 운동이 좋은가요?

A 뇌졸중에 효과적인 운동을 단정적으로 말할 수는 없습니다. 현재의 건강 상태에서 무리 없는 운동이라면 무엇이든 효과적이기 때문입니다. 다만, 짧은 시간에 힘들게 운동하는 것보다는 걷기나 조깅 등의 유산소 운동을 쉬어가면서 오랫동안 하는 것이 좋습니다.

운동을 너무 심하게 하면 마비된 부위에 통증이 발생하고 일시적으로 마비가 심해져 건강을 해칠 수 있습니다. 뇌졸중 후 집에 돌아왔다면, 산책이나 가벼운 체조부터 시작한 뒤 운동 시간과 강도를 천천히 높이도록 합니다.

부록

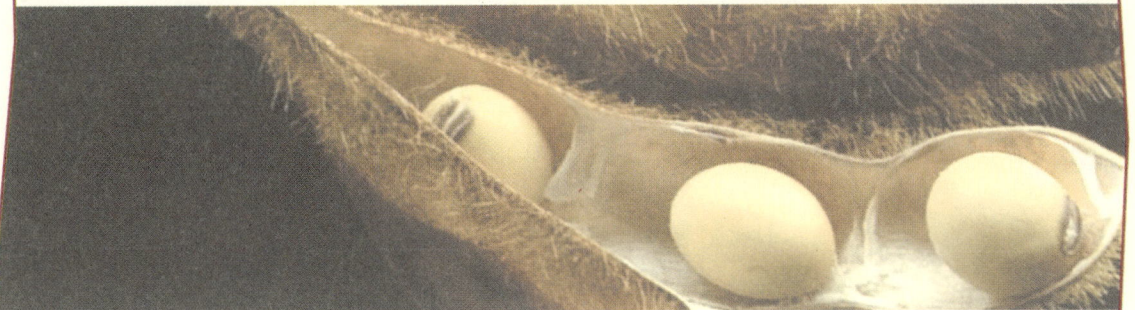

뇌졸중 예방에 좋은 식품들

>>> 과일 · 채소

엉긴 피를 녹이려면 비타민 C와 식이성 섬유가 풍부한 과일과 채소를 많이 먹어야 한다. 채식주의자의 경우 고기를 즐겨 먹는 사람들보다 피의 점도가 낮은데, 이에 따라 혈압도 육식주의자들보다 훨씬 혈압도 낮은 편이다. 이를 통해 볼 때 과일과 채소를 많이 먹는 것이 뇌졸중을 예방하는 길임을 알 수 있다. 과일 중에서는 사과나 감귤류 등 비타민 C가 풍부한 과일이 좋다.

>>> 꿀

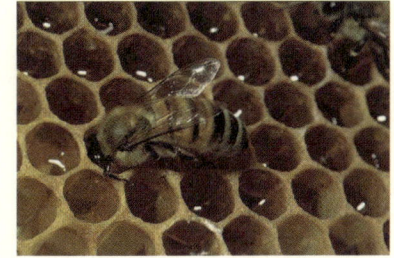

꿀에는 각종 미네랄과 비타민이 풍부하게 함유되어 있어서 피부를 아름답게 할 뿐만 아니라 고혈압과 심장 질환에도 효과적이다.

>>> 녹차

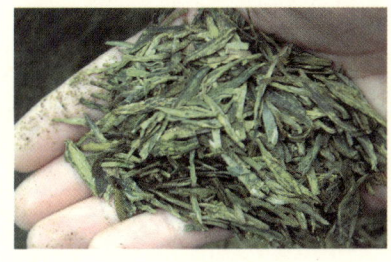

40세 이상의 여성 약 6천 명을 대상으로 4년 동안 연구한 결과에 따르면 하루에 5잔 정도의 녹차를 마시는 사람이 뇌졸중에 걸릴 확률은 그렇지 않은 사람의 절반에 지나지

않다고 한다. 이처럼 차는 혈압을 낮추고 모세혈관을 튼튼하게 하며 동맥경화를 줄이는 효과가 있으므로 뇌졸중 예방에 좋다. 따라서 지방이 높은 식사를 하는 사람들은 식사와 차를 함께 마시거나 식사 후 바로 마시는 것이 바람직하다. 또한 강력한 항산화 물질인 차는 우리 몸의 노화를 지연시키는 작용을 가지고 있어서, 다양한 노인성 질환, 만성 질환인 뇌졸중, 심장 질환, 암 등으로부터 인체를 지켜 주는 역할을 한다.

>>> 마늘

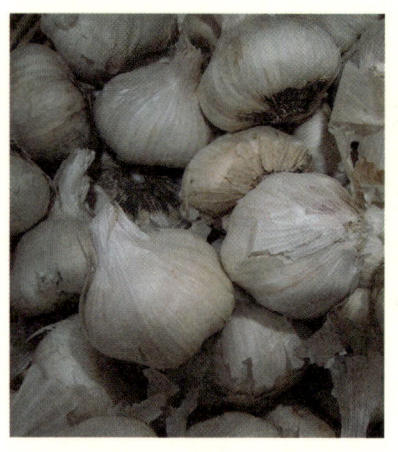

마늘은 혈액의 점도를 낮추고, 혈압과 혈중 콜레스테롤치 및 혈중 중성 지방치를 낮춤으로써 뇌졸중과 심장 질환을 예방하는 데 효과가 뛰어난 식품이다.

최근 독일의 한 연구 결과에 따르면 마늘의 화합물은 엉긴 핏덩어리를 녹이고 피의 흐름을 좋게 한다고 밝혀졌다. 효과는 한두 쪽으로도 얻을 수 있으며, 열을 가해도 파괴되지 않으므로 날로 먹거나 익혀서 먹어도 좋다. 또한 마늘은 으깨서 먹는 것이 좋은데, 으깨면 피가 엉기지 않도록 하는 성분으로 전환되는 알리신과 그에 필요한 효소가 나온다.

>>> 밀기울

뇌졸중의 치료 또는 회복기의 조리 때 변비 관리는 재발 방지 차원에서 매우 중요한 역할을 하는데, 밀에서 가루를 빼고 남은 밀기울은 변비를 치료하는 데 효과적이다. 변의 부피를 늘리고, 부드러우면서도 무거운 변으로 만들어 변비를 예방하고 치료하는 작용이 있다.

>>> 버섯

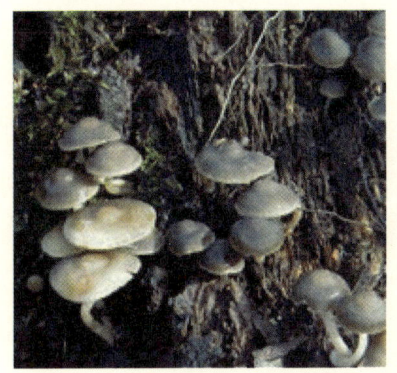

예로부터 버섯은 동양에서 장수의 강장약으로 여겨져 왔다. 버섯류에는 면역 체계의 작용을 활발하게 하고, 혈액의 응고를 방해하며, 발암을 늦추는 화합물이 들어 있다. 특히, 목이버섯에는 혈액의 점도를 낮추며, 뇌졸중과 심장 질환을 예방하는 작용이 있다. 한편, 표고버섯에는 암이나 동맥경화를 예방하고 콜레스테롤 대사를 촉진시키는 작용이 있다.

>>> 생강

생강은 혈액의 점도를 낮추고 혈중 콜레스테롤 수치를 낮춤으로써 지방 섭취가 많은 식사로 인한 콜레스테롤의 상승을 강력하게 억제하는 효과를 지니고 있다. 특히, 생강에 함유되어 있는 진게롤은 항응혈제인 아스피린과 놀라울 정도로 비슷한 화학 구조를 가지고 있어서 강력한 항응혈 작용을 나타낸다.

>>> 생선

생선은 혈액의 점도를 낮추고, 혈관의 손상을 막아 주며, 피가 엉기는 것을 억제하는 효과가 있다. 그리고 혈중의 중성 지방과 유해한 콜레스테롤 수치를 줄여 주고, 혈압을 낮추는 효과가 있으므로 심장의 발작과 뇌졸중의 위험을 줄여 주는 작용을 한다.

이것은 생선 속에 있는 오메가-3 때문에 생기는데, 오메가-3는 혈전과 혈관의 경련, 동맥 벽에 생기는 위험한 플라크의 생성을 억제하는 작용을 한다.

하지만 모든 생선에 오메가-3가 풍부하게 들어 있는 것은 아니며, 정어리·연어·참치·고등어 등 등푸른생선에 많이 들어 있다. 한편, 양식으로 키운 물고기에는 오메가-3가 거의 들어 있지 않다는 점에 유의하자.

>>> 양파

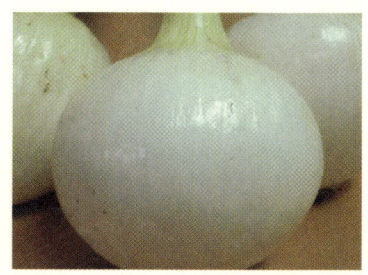

양파는 고지방성 식품에 의해 피가 엉기는 것을 막거나 녹이는 효능이 있다. 따라서 육식을 많이 하는 사람에게 양파는 빼

놓을 수 없는 식품이다. 또한 양파에는 신경을 진정시키는 작용이 있고, 위장을 튼튼하게 하고, 심장의 기능을 강화시키는 작용이 있다.

이와 같은 효능을 가진 양파는 하루에 중간 크기의 날양파 반개 정도가 적당하다. 다만, 이 경우 효과를 높이기 위해서는 자연 그대로 먹는 것이 좋다.

양파에는 혈압을 낮추는 화합물과 혈당을 낮추는 작용을 하는 화합물을 포함하고 있어서 고혈압이나 당뇨를 직접 치료하는 효과도 있다.

>>> 올리브 기름

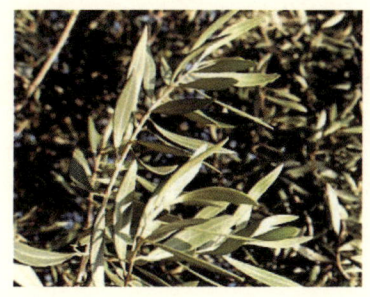

최근의 연구 결과에 따르면 올리브 기름은 혈소판 기능에 좋은 작용을 해서 혈소판의 응집이 줄어드는데, 이것이 심장 질환의 예방에 좋은 역할을 한다고 밝혀졌다.

>>> 참깨

참깨 중에서도 약효가 높은 것은 검은깨이다. 참깨의 주성분의 하나인 리놀레산은 콜레스테롤의 배출을 촉진시키는 작용이 있다.

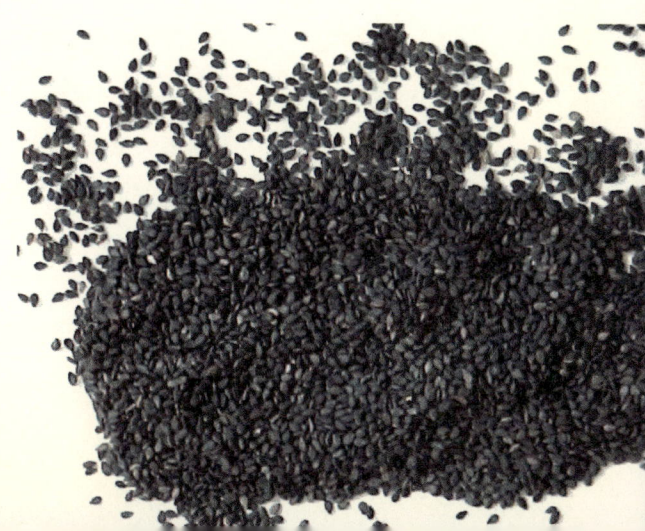

>>> 콩

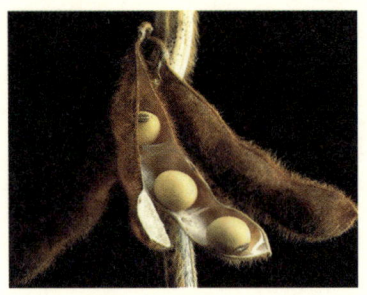

　콩은 순환기계의 훌륭한 약이 되는 음식으로, 혈중 콜레스테롤과 중성 지방 수치를 낮추는 작용이 있다. 이 때문에 고혈압이나 동맥경화, 심장 질환 등의 예방에 좋으며, 혈당치를 조절하고 변비를 완화하는 작용 등이 있으므로 뇌졸중 환자에게 매우 좋은 음식이다.

>>> 포도주

　포도주에는 심장 질환을 막는, 유익한 고밀도 콜레스테롤을 증가시키는 효과가 있다. 그래서 많은 사람들이 포도주를 즐겨 마시는 편이다.

　하지만 포도주 역시 술이라는 점에서 과음은 금물이다. 흔히 많은 사람들이 적당한 음주는 혈액의 순환을 좋게 해서 뇌졸중의 예방에 도움이 된다고 말한다.

　물론 하루에 술을 1~2잔 정도 마시는 사람은 전혀 마시지 않는 사람보다 뇌출혈이나 뇌경색에 걸릴 확률이 30~40퍼센트 낮아지기도 한다. 그러나 음주량이 많아지면 보통 사람보다 3배 이상 뇌졸중에 걸릴 확률이 높아진다. 적당한 양의 음주는 약이 되지만 지나친 음주는 독이 된다는 사실을 명심하자.

>>> 해조류

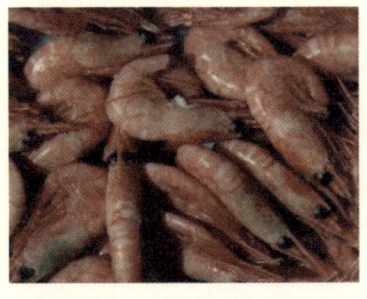

굴, 조개, 게, 새우 등의 조개류와 갑각류는 모두 심장과 뇌에 좋은 음식으로, 혈중 콜레스테롤치를 낮추고, 중성 지방을 감소시키며, 뇌의 화학 작용을 자극해서 정신적 에너지를 활발하게 해주는 작용을 한다. 이들에는 유해한 저밀도 콜레스테롤을 낮추어 동맥경화를 예방해 주고, 오메가-3 지방산이 많이 들어 있어서 피가 엉겨 혈전이 생기는 것을 예방해 주는 효과를 가지고 있다. 그리고 이들은 필수아미노산인 티로신을 뇌에 다량으로 공급해 주는데, 이것이 뇌에서 정신적인 에너지를 주는 화학 물질인 도파민과 노르에피네프린이라는 물질로 만들어진다.

>>> 해초

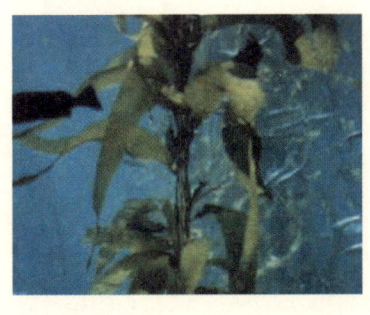

해초는 혈압을 낮추고, 혈액의 점도를 낮추며, 혈중 콜레스테롤을 감소시키고, 결과적으로 심장의 발작을 예방하고 뇌졸중을 예방하는 효과를 발휘한다. 이 중 특히 다시마는 본태성 고혈압에 뚜렷한 혈압 하강 작용이 확인되었고, 다시마의 섬유 분말은 뇌졸중을 예방한다는 것이 밝혀졌다.

>>> 현미

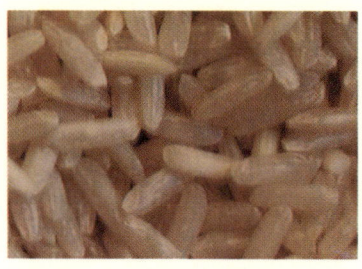

현미식은 건강에 좋을 뿐 아니라 성인병에 걸린 환자의 회복기의 주식으로 회복을 빠르게 해주는 효과가 뛰어나다.

>>> 호박

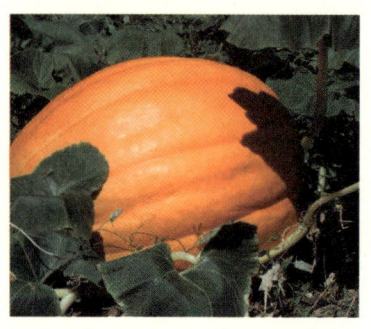

호박은 비타민 A를 많이 함유하고 있어서 피의 흐름을 좋게 하는 효과가 있다. 예로부터 동지에 호박을 먹으면 뇌졸중이 예방된다고 했는데, 이것은 호박에 비타민이 풍부해서 찬바람이 부는 겨울철을 잘 보낼 수 있다고 생각했기 때문이다. 아울러 호박에는 카로틴이라는 성분이 많아서 당뇨병에도 효과가 있다.

>>> 감잎차

감나무 잎의 성분 중 비타민 C와 폴리페놀, 엽록소 등은 고혈압, 순환기계 질환, 당뇨병 등의 성인병 예방에 효과가 있다. 뇌졸중의 경우 고혈압인 사람이 꾸준히 먹으면 혈압이 낮아지고 머리가 가벼워진다. 또한 당뇨로 인해 갈증을 일으키는 사람에게도 좋으므로 냉장고에 두고 음료수처럼 마셔도 좋다. 다만, 감잎차는 약산성이므로 알칼리성 음료나 녹차 등과 함께 마시지 않도록 한다. 4~5월경에 딴 어린잎을 깨끗하게 씻어 잘게 썬 뒤 그늘에 말린 다음 80℃ 이상으로 뜨거운 물에 넣어 15분 정도 우려내어 여기에 잣을 띄워 마신다.

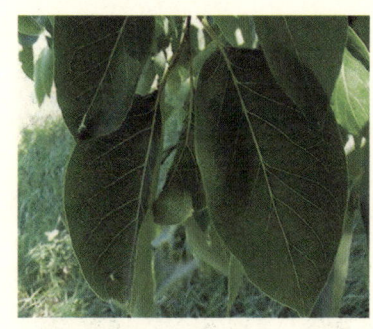

>>> 결명자차

결명자는 한방에서 결명차의 씨를 말린 것을 이르는 말이다. 결명자차는 소화불량과 눈에 좋은 차로 유명하며, 또한 혈압을 내려 주는 것은 물론 현기증, 만성 변비, 노인성 변비에 효과적이다. 간장과 신장을 보호하고 부종을 없애는 데에도 효과적이다. 이 결명자를 달여 끓인 차를 결명자차 또는 하부차라고 부른다. 결명자차를 끓일 때 그냥 끓이면 비린내가 나서 먹을 수 없으므로 반드시 볶아서 냄새가 나지 않을 때 사용해야 한다.

이 경우 결명자는 검은색이므로 살짝 볶는다. 주전자에 결명자를 넣고 끓여 붉은빛이 우러나면 잠깐 기다렸다가 찻잔에 붓는다. 여기에 기호에 따라 꿀을 타서 마셔도 좋다.

>>> 구기자차

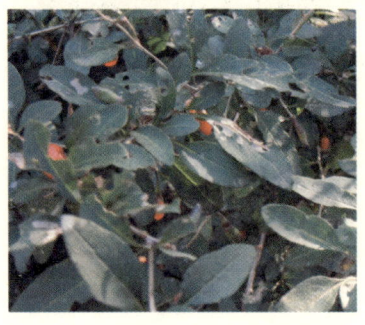

구기자를 오랫동안 복용하면 잔병을 막아 몸을 튼튼하게 해주며, 특히 어린 구기자 잎은 동맥경화를 예방하는 비타민 C와 혈액 순환을 원활하게 하는 성분이 들어 있으며, 혈압을 낮추는 효능이 있으므로 뇌졸중 예방에도 좋다. 구기자는 불로장생 식품이라고 불릴 정도로 건강에 좋고 맛과 향이 독특해 차로 마시는 것이 가장 좋으며, 하루 5잔 이상 마셔도 상관없다. 미지근한 불에 구기자와 물을 넣고 끓인 뒤 30분 정도 달이면 붉은 빛깔이 우러난다. 이때 구기자는 그 자체에 독특한 향이 없으므로 생강, 계피, 대추 등을 약간 넣고 끓여 마시면 더욱 좋다.

>>> 국화차

《본초강목》에는 국화의 효능에 대해 "오랫동안 복용하면 혈기에 좋고 몸을 가볍게 하며, 쉬 늙지 않는다. 위장을 평안하게 하고 오장을 도우며, 사지를 고르게 한다. 이 밖에도 감기, 두통, 현기증에 효과적이다"고 기록되어 있다. 이처럼 국화차를 마시면 머리가 개운해지며, 어지럽거나 눈이 침침하고 미열이 있을 때도 탁월한 효과를 보며, 혈압을 떨어뜨리고 심장의 관상동맥을 확장하므로 고혈압이나 뇌졸중 환자에게 권하는 차다. 마른 국화를 깨끗하게 손질하여 꿀과 고루 섞어서 재워 용기에 넣고, 밀봉하여 습기 없는 곳에 3~4주 보관한다. 그 뒤 찻잔에 넣고 끓는 물을 부어 마신다.

>>> 두충차

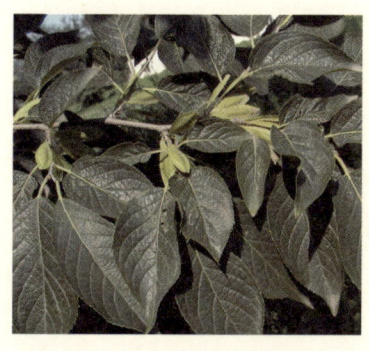

두충은 간장과 신장이 주관하는 근육과 뼈를 튼튼하게 해주며, 허약 체질, 기억력 감퇴, 심장병에도 효과가 있다. 또한 혈압 강하시 흔히 수반되는 위장 장애나 어지럼증 등의 부작용이 전혀 없으므로 고혈압 환자에게 최상의 약차로 불린다. 두충 잎을 잘게 썰어 약간 볶거나 소금물에 담근 다음 건져서 말린다. 두충 잎을 넣고 뜨거운 물을 부어 맛이 우러난 다음 찻잔에 따라 마신다. 두충은 꿀과 잘 어울리기 때문에 꿀을 약간 넣어 마시면 좋으며, 두충과 감초를 1 대 1의 비율로 함께 달여 마셔도 좋다. 1회 복용량은 15~20g 정도로 하여 2~3개월 꾸준히 복용하면 혈압 강하 효과를 볼 수 있다.

>>> 삼백초차

삼백초는 삼백초과의 다년초로, 잎과 꽃, 뿌리가 희다고 해서 삼백초라 불린다. 삼백초는 혈관을 강화시키는 성분이 풍부하고

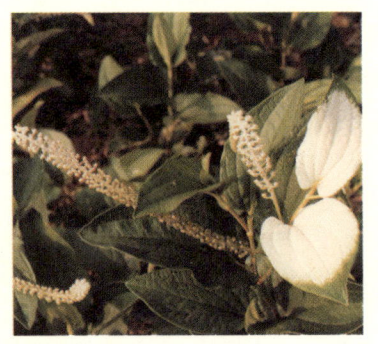
칼륨이 많아 혈압을 높이는 나트륨을 배출시키는 역할을 하기 때문에 혈압을 내리는 데 효과가 있으며, 동맥경화와 뇌졸중의 예방에도 좋다. 아울러 해독 작용과 항균성이 있어 세균성 설사를 치료하고, 완하 작용과 이뇨 작용으로 변비와 부종도 해소한다. 삼백초 잎과 줄기를 그늘에서 말린다. 이때 햇빛에 말리면 차의 색이 좋지 않으므로 조심한다. 말린 잎과 줄기를 잘게 썰어 병에 보관한 뒤 물과 함께 끓인 다음 은근한 불에서 2~3분 정도 달인다.

>>> 상지차

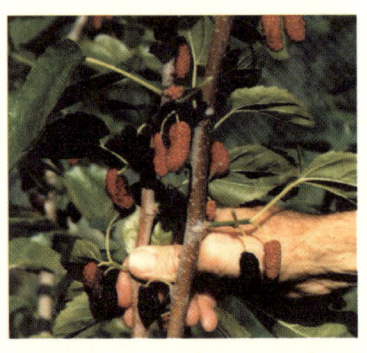
뽕나무는 혈액의 흐름을 원활하게 하고, 혈관을 튼튼하게 해주는 데 효과적이다. 특히 풍을 없애고 뇌졸중 등을 치료하는 성분이 들어 있다. 뽕나무 가지를 차로 만든 것을 상지차라고도 부르는데, 상지차는 혈액의 흐름을 원활하게 하고, 혈관을 튼튼하게 해준다. 뽕나무 잎도 효과적이다. 《동의보감》에는 뽕나무에 대하여 "편풍(반신불수)과 일체의 풍을 다스린다. 소화를 촉진하고 기를 내린다. 입이 마르는 것을 다스린다"고 적혀 있다. 잎이 피기 전의 어린 뽕나무 가지를 잘게 썰어 그늘에 말려 볶은 다음 뜨거운 물에 우려 하루 2번 마신다.

>>> 생강차

향긋하고 매콤한 맛이 일품인 생강차는 몸이 으스스한 겨울철에 아주 좋다. 생강차는 식욕을 돋우고, 위장 연동 운동을 순조롭게 하여 소화를 도우며, 겨울철 심한 기침에도 효과가 있다. 신진대사를 원활하게 하며, 혈액 순환을 좋게 해서 뇌졸중을 예방하므로 권할 만하다. 생강차를 만들기 위해서는 먼저 크고 내부가 희며 굵은 생강을 택하여 껍질을 벗긴 다음 얇게 저민다. 주전자에 물을 넣고 생강을 넣어 끓인 뒤 기호에 따라 꿀과 함께 타서 마신다.

>>> 솔잎차

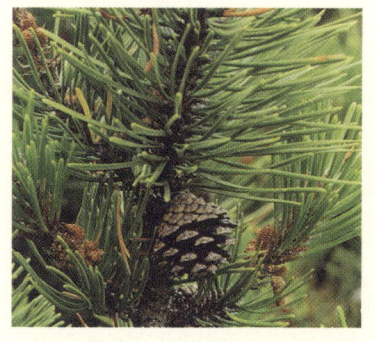

솔잎은 옛날부터 불로장생의 선약으로 전해 오며 널리 이용되어 왔다. 솔잎차는 혈관 벽을 튼튼하게 하고, 고혈압과 동맥경화에 좋으며, 뇌졸중 예방, 위장병, 신경통, 소화불량, 불면증에도 효과가 있다. 차를 끓여 마실 때는 가늘고 짧은 우리나라 솔잎을 사용한다. 갓 따낸 솔잎을 솔머리에 붙은 잡물을 떼어내고 가위로 반으로 자른 뒤 물 500㎖에 솔잎 50~60g을 넣어 끓인다. 기호에 따라 꿀이나 설탕을 넣어 마시되, 하루에 1잔씩 마신다. 솔잎차의 산뜻한 솔향이 기분까지 상쾌하게 한다.

>>> 칡차

칡차는 혈액 순환을 원활하게 하여 어혈을 풀어 주는 효과가 있으므로 심장이나 뇌혈관 순환 장애 치료에 사용된다. 또 관상동맥을 확장해 혈관 저항을 낮추고 혈류 속도를 빠르게 하기 때문에 협심증에도 좋으며, 고열 뒤에 오는 두통이나 소아의 홍역에 좋은 효과가 있다. 아울러 뇌졸중, 당뇨병, 간장병 등 성인병 및 숙취에도 효과적이다. 칡뿌리 30g을 얇게 썰어 넣고 적당한 양의 물을 부어 끓인다. 칡이 끓으면 약한 불로 줄이고 은근하게 오랫동안 달인다. 꿀을 타서 마셔도 좋다.

>>> 형개차

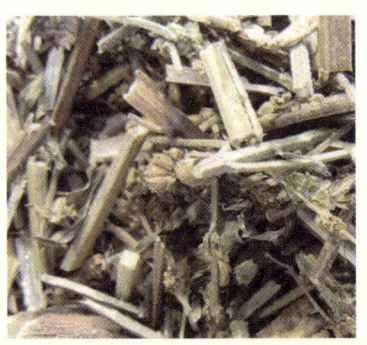

형개란 명아줏과의 일년초인 정가의 잎과 줄기를 한방에서 이르는 말로, 이것을 달인 것이 형개차다. 형개차는 땀샘의 분비를 왕성하게 하고 아울러 신경의 경련을 진정시키는 효과가

있으며, 피부에 혈액 순환을 활발하게 하여 피부 병변 조직의 파괴와 흡수를 촉진한다. 특히, 뇌졸중으로 오는 구안괘사(안면신경마비), 사지 비증 치료에 좋다. 형개 6~8g을 1회분 기준으로 달여 1일 2~3회씩 1주일 정도 복용한다.

청년 건강백세 ⑧

뇌졸중

초판 1쇄 인쇄 | 2004년 5월 5일
초판 1쇄 발행 | 2004년 5월 10일

지은이 | 배 철 환
펴낸이 | 신 원 영
펴낸곳 | (주)신원문화사

주소 | 서울시 강서구 등촌1동 636-25
전화 | 3664-2131~4
팩스 | 3664-2130

출판등록 | 1976년 9월 16일 제5-68호

* 잘못된 책은 바꾸어 드립니다.

ISBN 89-359-1178-X 04510